天下文化

BELIEVE IN READING

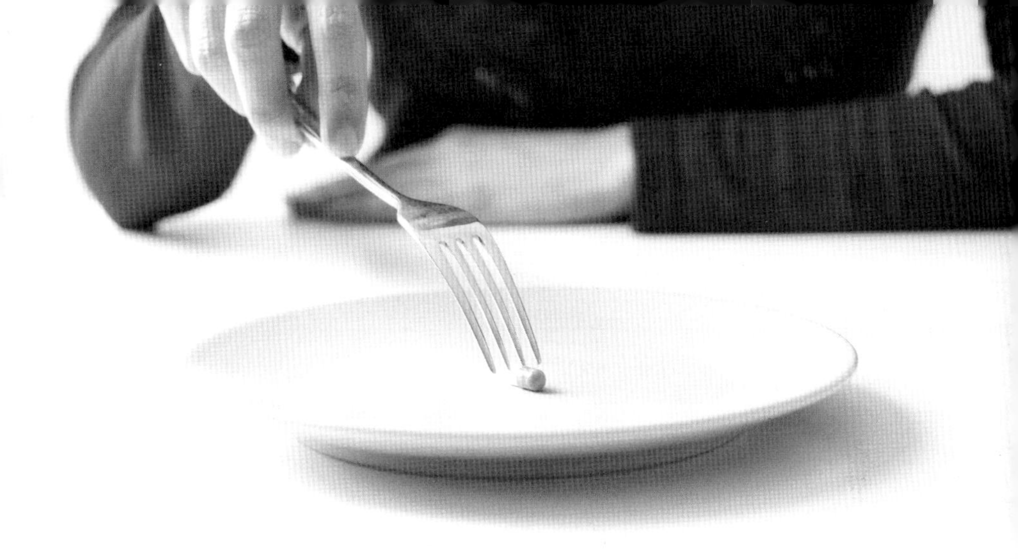

吃藥前，
你必須知道的事

看懂高消費低知識的台灣食藥文化與真相

王惠珀——著

社會人文 459

謹以此書敬獻恩師

台大藥學系 陳瓊雪教授

中華民國第二十四屆醫療奉獻獎得主

目錄

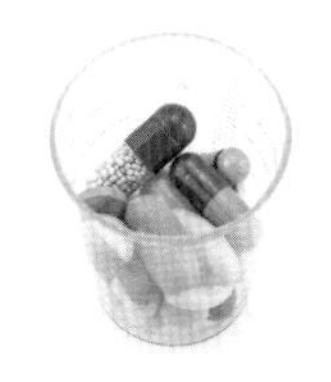

拒絕食安風暴　自己健康自己救

第二章

你吃的是「食品」，還是「藥品」？ 41

PART Ⅱ

看懂藥之道　藥害不上身

第三章

一國多制的藥政管理 62

第四章

外國月亮比較圓？ 93

PART III 翻轉醫藥觀念　破解健保迷思

第五章

第六章

台灣的醫藥教育與高齡未來

第七章

第八章

第九章

【推薦序】

別再拚醫療了，全民健康才是重點！

楊志良

拜讀了惠珀教授《吃藥前，你必須知道的事：看懂高消費低知識的台灣食藥文化與真相》一書，感慨萬千，直至今日，上自我們的衛生官員、醫藥界，下至一般消費者及社會大眾，在醫藥衛生方面，都還有很大的學習成長空間，若不更加努力，台灣不可能成為衛生大國。

台灣的醫療水準被評為亞洲第一、世界第三，全民健保也被全球高度肯定，但在最權威的醫學雜誌《刺胳針》（*The Lancet*）的評比中，台灣民眾的健康水準僅排名第四十五名，不過中段班而已。造成如此落差的原因，就是台灣只重視患病後的治療，但在提升民眾藥食知識水準以避免病從口入、增進健康，以及預防罹病以「治未病」方面，就是差人一截。因此台灣只有全民醫保，沒有全民健保。

食安風暴層出不窮，食藥文化有待提升

本人在一代健保及二代健保，均強力主張將預防保健納入，可惜都功敗垂成。一方面是個人努力不夠，另一方面，政府官員、醫藥界及民眾的食藥文化，更是導致健康照護政策與制度上高消費、低成效的主要原因。

以食安為例，依《食品安全衛生管理法》，食品是管理製造供人飲食的產品及其原料。因此只要原料不是用來製造「食品」者，其製品就是不合格。飼料也好，地溝油也罷，不管如何「精煉」，其成品就不能算是食品。販售這樣的東西，至少是詐欺。

檢驗是最後一道關卡，是在原料及過程都合乎規範的前提下，針對指標性的項目做檢驗。所謂檢驗合格是指「有檢驗的項目合格」，不代表沒被檢驗的項目也合格。因為對人體有害的物質，不論化學的、生物的、物理的，何止千百萬種，通通檢驗實際上無法做到，真這麼做的話，成本會高到無法負擔，根本沒有食品工業及食品可吃了。例如，原本奶粉是不用檢驗三聚氰胺的，因沒人想到會有廠商把這種毒藥加到奶粉裡。

在頂新油品事件中，當時食藥署說檢驗合格，記者問署長家中吃什麼油，竟答：「我家不吃油。」如果本人在任，一定馬上將他革職。法官也是恐龍，所有食安法官均要控方提出對健康影響的證明，因為受害者沒法證明食用這些油影響了健康，所以一審頂新被判無罪。

所以本人曾為文說，狗屎、砒霜也可吃了，因為狗屎經過精煉也可以無害健康；而砒霜要吃下零點一克以上才會中毒，若每天給法官零點零零一克，在三、五年內都無法證明健康受損，所以對法官下砒霜也應無罪；個別肺癌患者更不能主張PM2.5就是他肺癌的原因了。但事實上，台灣那麼多人得癌症，就是毒素一點一滴累積造成的。

一般案件是無罪推定，但食安就是要跟藥品一樣，做有害推定，這是風險預防先於產品管理的真締。只要是國際食品法典（codex）中列出的有害物質項目及一定含量，就是有害偽劣食品，沒有模糊地帶。台灣法官的培養及教育應大幅改進，接一下地氣。

由以上可知，僅食品一項，官員、立委、業者、民眾，就需要多少的學習及宣導。而「藥就是毒」，藥品又比食品複雜得多，惠珀教授的書指出了很多的用藥真相。更重要的是指出了高消費、低知識的食藥文化，才是政府、立委、醫藥界及民眾最需要的「改變」。

秉持知識份子之心，雖千萬人吾往矣

除了藥食之道，惠珀教授以知識份子之心，對目前的國家治理也提出了極為沉重的針砭，且自稱因推展合理的藥政，背叛了她所處的階級，令我驚嚇。但回想起來，任何的改革都是如此，本人任衛生署署長期間自省，如果不知道某些明顯的違反亂紀就是笨蛋，知道了卻不處理就是混蛋，因此重罰長庚及高醫，廢止多名切除正常婦女子宮的惡醫醫師證書，又將多名署立（現為部立）醫院院長及主任移送法辦，不也背叛了我的階級？

處理過程中，有醫界前輩批評這些作為是「侮辱醫界」，我的回答則是，這是維護了醫界的尊嚴，因為違法亂紀的必是少數，加以處置了，剩下的就是良醫。自此後，外界對醫界的流言大幅減少，但本人也因此成為若干醫界朋友口中的「第一惡人」。在今日社會，為了做點對的事，背叛自己的階級是種必要，只能認了吧！

惠珀教授與我一九七五年同在密西根大學研讀，她在藥學院，我在公衛學院，課餘經常一起吃喝遊玩，綜論天下事及台灣的未來。她與夫婿統計專家洪永泰博士結婚時，因雙方家長未能來美，本人年紀稍長，他倆就邀我主持見證他們的結合。四十多年過去了，我們都曾在不同政黨時期擔任衛生部門重要職務，雖各有所忙，也少有聚會，但總覺相知甚深。現已到不惑之年，她終生關懷國人健康之心不曾稍歇，特此為文推薦，希望相關官員、立法委員、生技醫藥及食品界、以及關心自我健康人士人手一冊，學習正確的食藥知識。

（本文作者為亞洲大學講座教授、前衛生署署長）

【自序】藥乎？葯乎？我們都在用身體拚經濟

如果要用一個字或一句話來概括我的專業，會是什麼呢？

我想了一下，「葯」及「藥乎？葯乎？」恐怕最為貼切。

中文字的美，在於望文生義。「艸」（herb）有藥食同源的雙重含意，繁體字的「藥」是「樂於用艸」，簡體字的「葯」則有約束用藥、依實證科學（evidence-based medicine）預防用藥風險的意思。

我們的老祖宗很有智慧，深知身體無法分辨吃進肚子的是藥品或食品，幾千年來主張「藥食同源」，就是這個道理。然而我們管理食品與藥品的單位各自為政，彷彿身體會自己區別中藥或西藥，食品或健康食品。這樣的觀念與制度既不科學，又不人本，不只遠遠落後老祖宗幾百年，想也知道，觀念錯了，標準不一，再過個一百年，也無法根除食安風險。

「藥」這個字，顯現東方社會樂於用艸的文化，而樂於用藥與造病（洗腎等）有著實證科學的相關性。政府竟想立法將中藥、西藥分治，這種政治凌駕科學、錯得離譜的做法，只會製造災難，不會創造人民福祉。

二〇一五年十月二十日，我在「兩岸生技健康產業發展」研討會上，以「藥乎？葯乎？」來陳述用藥若不思風險管理，就會像迴力棒一樣，回過頭來傷害人（造病）與傷害社會（流行病學、健保負荷），台下聽眾聽了猛點頭，會議主席、中國前衛生部長陳竺醫師，以及前衛生署署長楊志良教授也相當認同我的說法。

我大半輩子專攻研究發明新藥，擁有超過四十項專利，然而我投入的愈多，就愈能體會「風險看不見，而看不見的風險最危險」的意義。「沒病不要吃藥」這句話太重要了，身為知識份子，我必須摸著良心說話。

每個藥瓶上的訊息都很重要，缺一不可，食品亦然，這說明了藥品不只是產品，跟著產品而來的訊息，才是預防風險的重要依據。換句話說，藥品與食品是知識經濟產品，這些訊息的形成，統稱為「實證科學」，而實證藥學正是評估及預防藥食風險的基礎。

建構優質環境，有賴公共政策

由於大眾對藥食風險經常掉以輕心或視而不見，因此我試著從「人」的角度，以人為主體，從社會面深入探討經濟繁榮、民生富庶的環境背後潛藏的藥食風險、風險來源、以及預防風險的環境建構，並以「風險管理」為主軸，「提升藥食環境品質」為目標，進而討論公平交易的人權思維，亦即如何維護知識經濟型交易的程序正義，除卻生技醫療拿人民身體拚經濟。在「人吃東西」這個大概念下，以藥食品的生命週期為核心，提出有關環節及相關個體（包括利害關係人、產品提供者、消費者、社會秩序的管理者等）應有的思考、態度、作為及社會責任。

西方社會早已從用藥安全演進到「安全用藥的環境建構」，也就是用公共政策規範符合風險預防的遊戲規則，以維繫交易市場秩序及社會公平正義，至於「人本照護」更是先進國家的核心價值，以建構分散服務的環境來分散及預防風險[1]。辯證「藥乎？葯乎？」已耗盡我半生職涯，如今我已過了退休之年，卻仍擔憂台灣食藥環境讓自己沒有「免於恐懼的自由」，因此想藉由本書提醒大家，沒病不要吃藥，不論是中藥、西藥或健康食品，也拜託政府，不要用人民的身體來拚藥食品的經濟。

此外，基於公共政策對環境品質的影響既深且巨，我也將談到如何透過健保藥品給付遊戲規則的變革，來導引醫療行為及場域的挪移，並建構友善的醫療，以及面對高齡社會可以預先去做的事。

面對高齡社會以及宅經濟的發展趨勢，社區價值愈來愈受重視。健保造福人民已廣受肯定，但不合理的制度產生的沉疴也已經浮現。個人相信藥價制度是病因，也深深相信透過健保制度的變革，除了可以落實醫藥分業，還會產生蝴蝶效應，導向分散服務、分散風險的小眾醫療，這是導引國家走向人性化社會的重要課題。另外，追求文明社會的核心價值，應有

1 相關論述分見下列文章：Tsintis P, La Mache E. CIOMS and ICH initiatives in pharmacovigilance and risk management: overview and implications. Drug Safety 2004; 27:509-17；Wang HP, Wang CL, Lien JF, The system building for safe medication, Risk Management Trends, Giancarlo Nota ed, pp189-202,InTech-Risk Management Book 1-ISBN 978-953-307-314-9, InTech Open Access Publishing Co. Brussel,EU, 2011；〈由人本出發做對的決策〉王惠珀，《藥政簡史》，行政院衛生署食品藥物管理局編印，2012。

尊重生命的人道與倫理思維，也該思考如何營造友善的醫療環境，讓專業入世。最後，我將提出專業如何不向政治投降，落實風險管理的轉型正義，才能讓人民生活有免於恐懼的自由。

教育播種思維，思維造就文化，文化決定命運。「科技百分百」、「科技至上」、「以產品為中心」的教育，一直是我們的主流思維，因而在生命科學領域造成以人民身體拚經濟的結果。從教育面來看，我深信高等教育需要多元學習與跨域訓練，才能儲備具有人文素養的生命科學家，為消費者建構安全的消費環境，為社會維繫有公民意識及企業社會責任的健康環境。我們是這塊土地上的生命共同體，也期待這本小書能引起讀者共鳴，喚起大眾對自身健康的重視。

（二〇一六年六月十五日於台北）

PART I

拒絕食安風暴
自己健康自己救

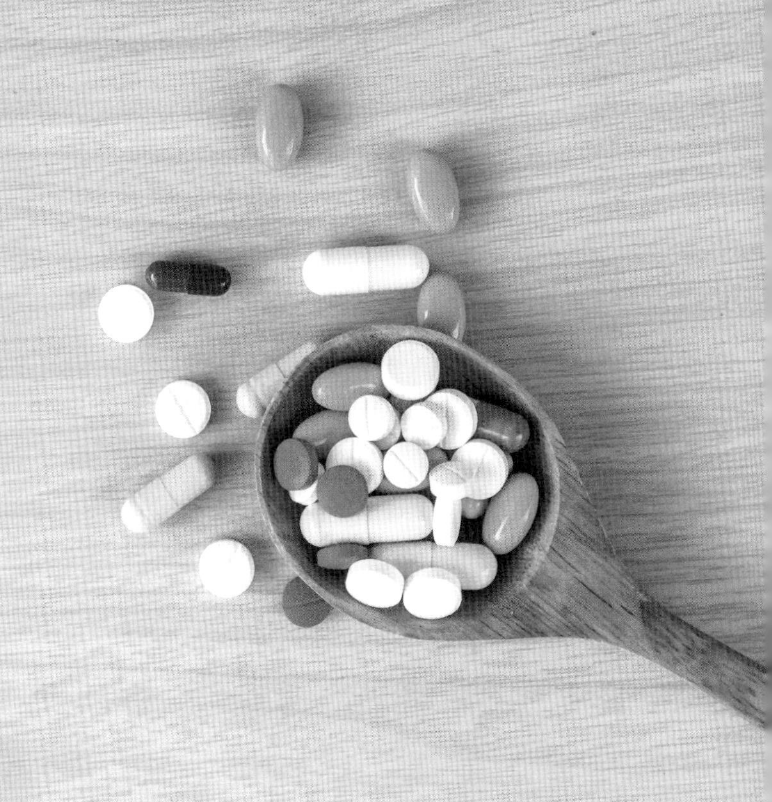

第一章

「高階消費、低階知識」的消費文化

四十年前我在美國工作時邀同事到家裡聚餐，同事看我端出一鍋味噌湯，直說這是「泥巴水」，不敢喝。我適時奉上加了奶精的咖啡，說：「喝點你們的泥巴水吧！」老美甘之如飴，大家哈哈大笑，彼此以東西方的泥巴水相互調侃。

熱中養生、美容的一窩蜂文化

從吃東西這件事情上，讓我深深體會美國人的生活態度。他們相信知識，習慣於用知識保護自己，成分不明、不知道的東西，不隨便吞進肚子；他們相信上帝造人，讓身體運行八、九十年，有一定的運行機制，而這個學問超乎科學。所以，外來物是毒，不知者不吃，這是尊重生命的態度，也隱含著敬畏上帝的原意。

在老美的觀念裡，外來物不管來源，有經驗法則證明很安全、可以吃的，稱為「食物」；很安全、有證據證明療效、可以自行使用的，叫做「成藥」（over-the-counter, OTC）；有療效但未必安全、必須生病才使用的，是「處方藥」（prescriptions）。這是基本常識。

我從老美那裡練就一套聰明過活的習慣，把風險管理運用在日常生活，對於吃食、用藥、養生，自有一番避險之道，例如食物來源盡量保持科技化、現代化、多樣化，這是最基本的原則。然而科技現代化的結果，食品上頭總避免不了有些農藥、細菌與微生物的殘存，既然多食無益，何必給身體找麻煩？所以我沒病不吃藥，也不因養生而亂吃，來源不明的草藥或所謂健康食品，向來敬謝不敏。至於每天必吃的蔬菜水果，在購買時必定常換攤子，畢竟身體累積不同的雜物，總比讓同一種雜物累積得太多太快導致中毒，要聰明一點吧！

沒想到回台以後，這套聰明避險的吃食原則，竟完全派不上用場。

君不見同胞都很先進，不管貧富、不論階級，為了養生美容，上窮碧落下黃泉，看過的沒看過的、人云亦云的，通通可以吞下去。不論是精明的上班族、貴婦，或鄉間的阿公阿嬤，說起益生菌、螺旋藻、葉黃素、茄紅素、輔酵素Q10的功效，如數家珍，頭頭是道，只要聽說什麼產品很夯，紛紛口耳相傳，一窩蜂地跟著買，透過網路社群媒體LINE來LINE去，昨晚電視某某同學會一介紹，今天立刻成為歐巴桑貴婦的熱門話題。人云亦云的流行文化，讓人人都成了「藥罐子」而不自知。

朋友知道我是藥學專家，每每談起目前流行吃什麼健康食品，經常徵詢我的意見。我的態度向來是沒事不要亂吃，吃了也不見得有用，朋友聽了不太服氣，反駁我說，別人吃了都很有效，為什麼你老是這麼「鐵齒」？

說真的，不是我鐵齒。只要飲食均衡，就足以讓身體得到適度的營養，至於進補養生，則是將外來物放入體內，對身體並不環保，反而增加身體負擔。何況很多包裝精美，被我笑稱是「印刷廠印出來」的生技產品缺少科學實證，若是吃了沒有效果，只是花了點冤枉錢也就罷了，但花錢事小，吃了增加肝、腎負擔，那可是傷害身體的倒楣事。且聽我道來，千萬不能掉以輕心！

這樣的健康食品，你敢吃嗎？

台灣人購買健康食品的金額一年高達一千零九十五億，可以蓋兩棟一〇一大樓，然而市面上真正擁有小綠人標章的「健康食品」，只有三百多項。

二〇一五年二月，美國紐約州檢察總長辦公室指出，包括塔吉特（Target）、沃爾瑪（Walmart）、健安喜（GNC）和沃爾格林（Walgreens）等四大通路的自有品牌健康食品標示不實，五瓶中就有四瓶不含宣稱的成分，甚至包含有害物質。[1]

這樣的「健康食品」，你，吃得安心嗎？

「健康食品」是什麼？它是「食品」還是「藥品」？消費者該如何選擇，才不會只是吃「安慰劑」，甚至傷害了身體？

原來「健康食品」只是一般用語，自從一九九九年八月三日《健康食品管理法》實施以來，「健康食品」已成為法律專有名詞，根據當時衛生署（如今改制為衛福部，相關條文亦經修正）的標準，要稱為「健康食品」必須符合以下條件：

一、具有明確的保健功效成分，且其產品的合理攝取量必須具有科學依據。中央主管機關對已具有明確保健功能的保健功效成分，應予以公告。

二、經科學化的保健功效評估試驗，或依學理證明其無害，且具有明確及穩定的保健功效。

標榜「健康食品」的產品，必須經過政府認證，標有「衛署（部）健食字號」或「衛署（部）健食規字號」及健康食品標章；也只有經過認證的健康食品，才可依據被核准的「保健功效」內容進行廣告宣傳。一般食品標示或廣告具有療效，就是違反《健康食品管理法》的規定。

1〈打破迷思 聰明吃保健食品〉，謝明玲，《天下雜誌》五七二期，https://www.facebook.com/cwgroup/posts/10152779936826930。

別再當以身試「藥」的白老鼠

政府認證的「健康食品」，固然有「保健」效果，但沒有證據證明它們有「療效」。也就是說，「保健食品」是「食品」，而不是「藥品」，不是用來治療疾病的。身體有病痛還是得就醫，不能光靠健康食品。若是不清楚保健食品的成分與注意事項，或是與服用的藥品產生交互作用，身體吃出毛病了，豈不是得不償失？[2]

舉例來說，含有蔓越莓或銀杏成分的健康食品，不能與抗凝血劑同時使用，否則會引起凝血異常或出血；緩解憂鬱的聖約翰草會導致服用抗排斥藥病人的急性器官排斥；含有人參或大蒜的健康食品會增加糖尿病患者服用降血糖藥物的副作用；還有號稱能降膽固醇、保肝類的健康食品，長期服用其實會傷肝傷腎。

很多民眾習慣人云亦云，不求甚解地猛吃健康食品，這種「高階消費、低階知識」的消費行為，就像戴著名貴鑽戒、手拎ＬＶ皮包，看似摩登時尚，其實頗為原始。所以我以「摩登原始人」形容台灣的吃食文化，不是沒有道理。有錢養生不是錯，萬一養生不成反倒傷身，恐怕很難像買到假鑽戒、假ＬＶ一樣，自認倒楣就算了。只是每次我苦口婆心，勸人不必花錢買健康食品，不只很少得到認同，反而頗惹人討厭。

為什麼有那麼多人寧可以身試「藥」，把自己當成白老鼠呢？這要從民眾對身體不瞭解，對身體運行機制認知不足談起。

2 分見下列各文〈談保健食品之隱憂〉，李珮端，《景福醫訊》第三十四卷第四期，2017/04；《健康食品的科學》，畝山智香子，2017；Benefits or Risks: the Interactions of Drugs with Herbs, Foods, Dietary Supplements and Adjuvants, J Food and Drug Analysis, Volume 26 (2) Supplement, S1-S140, 2018. https://www.jfda-online.com/issue/S1021-9498(18)X0004-0。

認識身體運行的機制

上帝創造出來的人體，是個複雜的有機體，而這個有機體就像一個社會，所有賴以維生的機能都在裡頭。那麼，人體要如何對付外來物？不論是食品或藥品，這些外來物進入人體後會發生什麼事？要回答這些問題，就必須先認識身體運行的機制。

以血液循環來說，它是身體的交通網，心臟負責以每秒三十米的速度推動交通網，每分鐘可以推動五點五公升的血液來維持身體運行（圖一）。從系統生物學的角度檢視，身體是靠著吸收、分布、代謝、排泄的機制（ADME，即absorption, distribution, metabolism and excretion）在運行（圖二），生命系統才得以井然有序。

如今分子生物學的發展，揭露了更多身體運行機制的原理：體內有

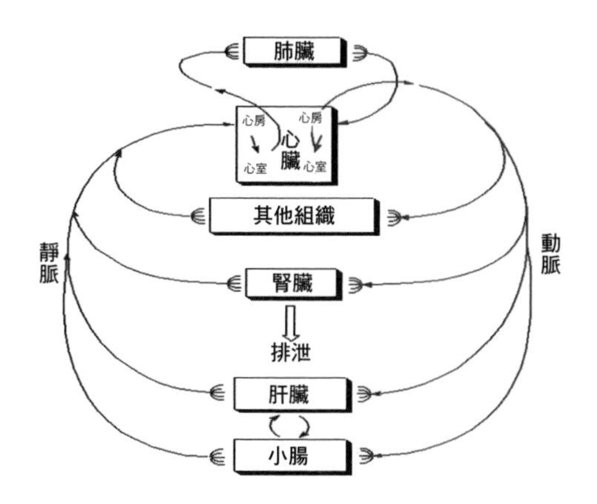

圖一　身體運行機制與藥食品在體內消化的歷程

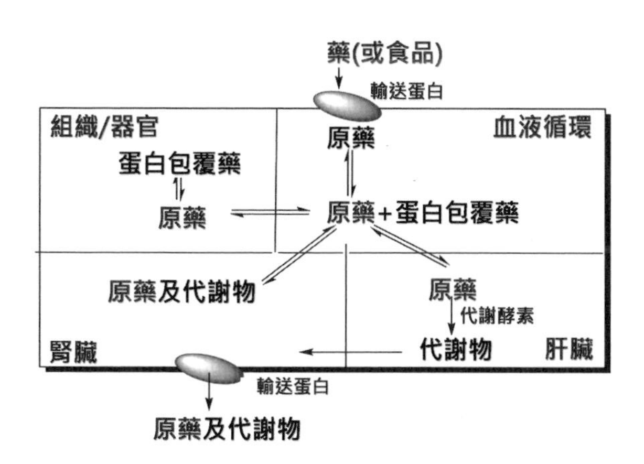

圖二　生物系統處理外來物的機制 ADME 是決定藥食品風險及效益的關鍵指標

「公車」（傳輸蛋白，transporters）負責運送外來物（食品或藥品）在胃腸道吸收，在腎臟排泄及再吸收；有「銀行」（血漿及組織蛋白、脂肪）負責存儲，也有ATM提款機負責存取及平衡；另外還有「化工廠」（肝／代謝清除）負責解毒；以及「垃圾車」（腎／清除）負責身體的環保。

肝臟像收費站，當外來物經由消化道吸收，首先會到達肝門靜脈，並由此進入肝臟，第一關就必須面對肝的代謝，這個路線稱為「首渡效應」（first pass）。肝代謝是身體的解毒機制，也可能會導出有毒的代謝物，而藥物在通過腸黏膜和肝臟時，部分可能會被代謝而失去活性，使得藥效降低。一般來說，外來物沒有被肝代謝掉才能發揮效用，也有可能基於特殊原因（如藥物吸收不好），先做成它的「老子」（前驅藥，prodrug），藉由首渡效應讓老子生出兒子，代謝成原藥而發揮藥效。肝的代謝跟腎的排泄一樣，負責食品或藥品在體內的清除，決定藥食品的半衰期，所以有的藥一天吃一次，有的藥一天吃三次，就是這個道理。

至於腎臟的功能是負責排毒。腎臟的排泄主要是靠公車（transporter）輸送，不過搭公車可能有客滿的問題，過度服用食品或藥品就像在腎臟裡擠公車，會增加腎臟的負擔。長期使用抗發炎藥物導致腎衰竭，或是吞食來路不明的健康食品導致洗腎，其來有自。

藥物動力學決定藥食品被吸收的過程

外來物在這種運行機制下，不是被淘汰（代謝或排泄），就是導致中毒。以農藥DDT或多氯聯苯這類毒物來說，它們進入體內會造成可怕的後果，在於其毒性無法被肝臟分解，且廣布在體內組織，躲藏的半衰期可能超過二百個小時，如果長期累積排不出來，等於是讓身體成了垃圾桶。

食品或藥品要能與身體達成良好的夥伴關係，取決於身體如何處理這些外來物，這個過程稱為「藥物動力學」，以及外來物如何對付身體（藥效學、營養學、毒理學）；而外來物與身體夥伴關係的整合式評估，是決定該物質是否可以成為食品或藥品的關鍵指標。

至於食品或藥品能否被身體吸收，將影響其可用率，而它們在胃腸道被吸收的方式，有可能是自己走進去（小分子）、搭公車（transporter）進去或混水摸魚溜進去（如油性物質）。

可以想見的是，如果是搭公車進去，可能會塞車或客滿擠不進去，因而產生吸收方面的問題。某些類似胺基酸的藥物，例如治療帕金森氏症的左巴胺（L-dopa），會與食物分解後產生的胺基酸搶搭小腸的胺基酸公車，它在空腹或吃飽後服用的血中濃度差異可達到八倍以上，這是臨床上藥品、食品產生交互作用的經典案例。

我曾經從一系列盤尼西林類 β-lactam 抗生素的結構歸納出一個結

論，那就是能從口服吸收的抗生素，都是由三個胺基酸組成的小胜肽，而它們的共同結構就是樟腦酸（D-phenylglycine，台灣早年是樟腦酸最大產出地）；也就是說，樟腦酸是長在小腸壁上的小胜肽公車（Pep T1）喜歡的小姐，讓樟腦酸小姐（導盲犬、藥引子）帶著這些抗生素，很容易搭上小腸Pep T1公車，吸收進入血液循環。

我用樟腦酸小姐共價鍵結接上左巴胺，把左巴胺帶上小胜肽公車，而不要跟食物消化出來的胺基酸一起去擠胺基酸公車。如此一來，手牽手的樟腦酸─左巴胺被大鼠吃了之後，迅速由小胜肽公車接走，帶入血液循環，在首渡效應下進入肝臟，代謝變回左巴胺。這時候左巴胺的血中濃度（身體可用率）是大鼠吃原藥左巴胺後血中濃度的三十二倍。換句話說，這個樟腦酸─左巴胺搭檔，可以改善直接服用左巴胺的血中動力學表現，理論上可以大大降低服用劑量，而同樣達到該藥的臨床表現。這個搭公車的新發明，讓我同時得到了美國與台灣的專利。這種在胃腸道擠公車，產生藥品、食品交互作用的例子可多了，有些藥須飯前空腹服用，避免與食物產生交互作用，也就是這個道理。

經過上述說明，你想想看，健康食品標榜自己有抗氧化的效果，換言之，抗氧化劑會在體內自行找到自由基，並進而清除掉自由基，達到抗癌、抗老化等預防疾病的效果，你覺得機率有多少？

台灣洗腎盛行率何以成為世界第一？

我們做體外試驗時，將抗氧化劑與自由基「送作堆」，或許會像男生、女生來電（氧化還原化學反應）一樣，譜出美麗的愛情故事，然後自由基會被愛情融化，從此銷聲匿跡，卻不曾想過將抗氧化劑吃進肚子，男生、女生在血液循環中，可能會譜出不一樣的故事。

首先，肝臟代謝的主要功能是進行氧化作用，由於抗氧化劑是還原劑，有較強的被氧化性，在胃腸道吸收之後，第一關就是藉由首渡效應進入肝臟，先跟肝臟「來電」，然後被氧化代謝而折翼；再者，剩下的抗氧化劑與自由基在血液循環之中，有如分別開車飆上高速公路的一對情侶，能不能找到對方是機率，不是想當然爾會譜出美麗戀曲，若是找到別人放閃，有可能譜出另一齣不美麗的故事，也就是副作用。此外，抗氧化劑有較強的被氧化性，可能會讓肝臟正事（代謝）不做，忙著消化抗氧化劑，長期使用下來，是否有傷肝之虞？

人體的排泄是靠腎臟的輸送蛋白來執行，這讓腎臟成為代謝及排泄物搶搭公車的場域。問題是，公車哪裡會分辨什麼是食品，什麼是藥品？如果腎臟把會搶公車的物質先排泄掉，至於搭不上公車的則留在體內成了垃圾，身體不出問題才怪。數字會說話，台灣洗腎盛行率世界第一，一九九七年每一千零四十九人有一人洗腎，二〇〇五年每四百九十八人有一人洗腎，二〇一七年已攀升到每二百九十四人有一人洗腎，這些數據都在警示我們，我們的肝腎是否過勞了？[3]

目前服用替代療法藥物的人口日漸增長，尤其以老人及心血管疾病、疼痛、癌症、肥胖等慢性病患最為普遍。有相當比例的患者就診時並不會告知醫師，是否同時使用傳統藥物或替代療法，因此多重用藥導致的交互作用、降低藥效、傷肝傷腎等，將成為用藥安全的盲點。已有非常多的科學與流行病學研究報告指出，中、西藥並用導致肝腎傷害的報導，在喜用中藥的東方社會值得關注。[4]

別再用身體拚經濟，自己健康自己救

健康食品氾濫，最大的受害者，就是教育及經濟弱勢的中、老年人，其次是聽媽媽話、乖乖養生的孝子。一個相信吃健康食品才能養生的家庭，肯定會讓吃藥或吃健康食品成為習慣，這樣文化的養成，豈不令人憂心？如何養生已不只是健康議題，更是家庭價值及文化層次的議題。

過去我常在演講寫文章時勸人別亂用藥，別把身體當垃圾桶，好像沒什麼說服力。現在我改變說法，人家挑女婿要門當戶對，我挑女婿的條件是：不要與藥罐子（或健康食品）家庭結親家，理由很簡單，這種家庭現在送給你帥哥，三十年後伺候養生帥哥洗腎，將成為我女兒的宿命，我才不答應呢！

3 見Hwang SJ, Tsai JC and Chen HC, Epidemiology, impact and preventive care of chronic kidney disease in Taiwan. Nephrology 2010; 15: 3–9。

4 見Kuo HW, Tsai SS. Tiao MM, Yang CY. Epidemiological features of chronic kidney disease in Taiwan. Am J Kidney Dis 2007; 49: 46-55。

政治讓知識低階化，用人民的身體拚經濟。你，是不是該擺脫低知識的汙染，學會自己健康自己救呢？

第二章 你吃的是「食品」，還是「藥品」？

食品、藥品是如何分類的？一般民眾或許會回答：食品、健康食品、中藥、西藥；至於西藥又是怎麼分類？答案則大概是進口藥、國產藥，或原廠藥、學名藥，知識豐富一點的人可能會補上一句：「而且，進口藥優於國產藥」。這樣的回答凸顯的，是民眾既不科學、亦缺乏風險管理的認知。

身體不會區別食品或藥品

不論是食品或藥品的來源，樹上長的、地上挖的、有生命的、沒有生命的（合成品）、來自動物或植物，對身體來說都是外來物。既然身體不會區分外來物，自然也不會分什麼是食品，什麼是藥品。

那麼，食品與藥品要如何分類呢？

就我看來，以外來物對身體的風險來分等級，是最科學也最符合人本的做法：安全且未宣稱療效、可以經常食用的歸為食品；安全且宣稱具有療效者，只要能提供「品質、安全、療效」的證據，政府可核發藥品許可證；至於既安全又可自行使用的藥品，則核發成藥藥證（OTC）。成藥又分成甲類成藥及乙類成藥，甲類成藥是醫師、藥師指示用藥，乙類成藥則不必經醫師或藥師指示可自行服用。至於有療效但不安全、必須經由醫師診斷開立處方的藥品，則歸為處方藥。

主管單位制訂了一套現代化風險管理的評估模式，保證外來物的安全及效用，例如 ISO、GMP 等，來保障食品與藥品的品質。食品雖不是藥品，但以使用人口及頻率來說，卻遠遠高於藥品，在「以人為本」的思維下，更應追求「品質安全」為主要目標，針對市場制定嚴謹的遊戲規則，以維繫市場秩序，預防風險，並將食品及藥品進行跨領域的安全管理。只可惜台灣藥品、食品向來是切割式的管理，各行其是，才會導致食安風暴一再出現。

為了說明「食品」與「藥品」不能切割思考，我想先談談過去我在衛生署擔任藥政處長時，處理葡萄糖胺分類及取締養生咖啡的故事。

關於葡萄糖胺的一場政治角力

當時市面上的葡萄糖胺產品不勝枚舉，光政府核准上市的相關產品就有三十幾種，一年銷售額二十億，不但是長輩「補骨頭」的伴手禮，更年期婦女及運動族的補給聖品，更是國外旅遊搬回來的補鈣產品。

到底葡萄糖胺是什麼？它真的能「補骨頭」嗎？

葡萄糖胺是軟骨組成的成分，研究顯示，它可以緩解輕度及中度的骨關節炎疼痛，大家熟知一年銷售八千萬顆的「維骨力」（原廠產品名稱，如今已成為葡萄糖胺的代名詞），藥證上的適應症寫的是「治療退化性關節炎」。

另有研究指出，葡萄糖胺硫酸鹽（glucosamine sulfate）可緩解骨關節炎疼痛，但葡萄糖胺本身（glucosamine）對緩解骨關節炎的效果不明顯，換句話說，葡萄糖胺只對退化性關節炎有幫助，不能保護骨頭，也不能治療骨質疏鬆，更無證據顯示可增加鈣質，幫孩童「轉大人」。

我們從健保資料庫的「門診用藥」中，查詢葡萄糖胺硫酸鹽（250mg膠囊劑）的使用情形，發現健保年給付金額從二〇〇〇年的一點三億逐年上升，二〇〇三年達到兩億元，年成長率高達一五%，名列健保藥費給付的前五十名，主要是基層醫療院所開立的處方。這就怪了，如果葡萄糖胺的療效不怎麼明顯，為什麼政府要發給它「藥品」許可證？健保不是只給付不安全、沒病不要吃的處方藥？處方藥需有醫師處方才可購買，怎麼到處可以買到處方藥？

這個矛盾的現象，顯示國家在葡萄糖胺產品管理的混亂，這不只是安全問題，還是有人濫用公共資源，讓健保荷包羞澀，讓納保人蒙受損失的問題！

實證藥學是藥品再評估的主要根據，而「品質、安全、療效」則是評估及決定藥食品分級的準則。在我擔任藥政處長時，曾啟動含葡萄糖胺產品的「再評估」機制，基於程序正義及保障廠商權益，先公告葡萄糖胺將進行「藥品再評估」，讓廠商有一個月提出科學證據來證明安全性及有效性，再據以判斷它究竟是處方藥，還是非處方藥。

自此，一場精采的政治角力、政治干預專業的故事於焉展開。

以邏輯與科學擊退政治黑手

藥政處在公告葡萄糖胺將進行產品「再評估」之後，立法委員關切的電話接踵而至。膽子大一點的，把同仁叫到辦公室聽訓，直接指示：「葡萄糖胺就是處方藥，你們不必再評估了。」我很客氣也很堅持地說，處方藥的定義是不安全的、沒病不要吃的藥，如果你們希望健保給付葡萄糖胺，衛生署就先公布葡萄糖胺並不安全，沒事不要吃，是沒病不可以亂開的處方藥。

立委啞口無言。這一回合，科學及專業占了上風，至於我個人則是「擋人財路」的罪狀加了一條。

也有禮貌一點的立委前來關切，好言勸說：「處長啊，緩一緩嘛，大家都在忙選舉，等立委選完了，我們坐下來好好研究，從長計議。」一語驚醒夢中人，我掛上電話，高興得跳了起來，慶幸大立委提醒，等選完以後，哪有公權力或專業置喙的空間？公告剛滿一個月，藥政處立刻展開再評估會議，於二〇〇四年一月十一日正式公告：「葡萄糖胺及葡萄糖胺鹽酸鹽的安全無虞，改列食品。」可在媒體刊登廣告，至於「葡萄糖胺硫酸鹽的安全無虞又有療效證據，保有藥品許可證，由處方藥改列為醫師、藥師及藥劑生指示用藥。」從此健保不再給付。

藥政處依照程序，完成這樁葡萄糖胺製品的再評估工作，同時帶動其他藥品再評估及藥品許可證的再分類，這是以實證藥學為基礎，完成食品、藥品跨域管理，也為健保省下公共資源的絕佳案例。如今，只要看到電視上出現葡萄糖胺產品的廣告，我總是會心一笑。這是一次以邏輯與科學擊退政治黑手的漂亮戰役，值得記上一筆。

暗藏玄機的養生咖啡

另外「燃燒吧！火鳥」養生咖啡，也是個值得一提的案例。

標榜「早上喝一杯，晚上就發威」的「燃燒吧！火鳥」養生咖啡，因為話題性十足，且業者聲稱成分除了咖啡之外，全是天然藥材，甫一推出便頗為轟動。但經台中市衛生局抽查發現，這款咖啡添加了治療性功能障礙的處方西藥犀利士（Tadalafil），違反藥事法「製造偽藥或是輸入禁藥」

的規定，上市三個月就全部下架銷燬，負責人亦移送地檢署法辦。

起初業者與代言人都說，「燃燒吧！火鳥」養生咖啡通過衛生局檢驗，品質絕對有保證。代言人還說，他看過檢驗報告裡面注明「無其他西藥成分」，才答應代言的。事實上，代言人跟許多不明就裡的消費者一樣，都被不肖業者給耍了。

衛署食許可字樣不代表品質沒問題

或許你曾經在某些產品包裝上看過「衛署食字第〇〇〇號許可」「衛署食字第〇〇〇號審查合格」之類的字樣，以為這些產品既有政府掛保證，肯定沒問題。其實，這些文字只代表產品送去給衛生機關經確認是食品，而不是藥品，並不表示它的品質沒有問題。關於這點，衛生署的公告寫得很清楚：「基本上，食品本來就不需要標示所謂的『衛署食字號』。

標有『衛署食字號』的食品，也僅表示本署對該產品認定屬食品管理不屬藥品管理而已，也不代表經過實驗室檢驗合格。」

「燃燒吧！火鳥」養生咖啡也是如此。這項產品是以食品登記，依法不能參雜任何藥物，業者自行摻了犀利士，當然是違法。至於代言人口中的「衛生局檢驗報告」，也只是虛晃一招，因這款咖啡既以食品登記，根本不用檢驗，何來「衛生局的檢驗報告」？至於代言人說的「報告」，只是業者申請產品認定時衛生署發給的『衛署食字號』回文編號，代表它是「食品」，不是「藥品」，如此而已。

或許你會問，既然「燃燒吧！火鳥」咖啡摻有西藥，就以藥品販售就好，何必謊稱是食品？原因很簡單，因申請藥品必須經過嚴格的審查與實驗，證明確實有治療效果才能上市，像「燃燒吧！火鳥」養生咖啡這種明明摻了西藥，卻以食品樣貌問世的產品，應是廠商自知無法通過檢驗，才會以食品登記，如此既可規避藥品審查的麻煩，也可讓消費者更容易購買。至於吃多了會不會出問題？廠商才不在意。

時至今日，坊間仍充斥著這類「掛食品羊頭，賣藥品狗肉」的商品，實在是查不勝查，捉不勝捉。民眾若想吃得有保障，一定要眼睛放亮點，千萬不要再人云亦云了，否則吃虧上當的，還是自己。

「人吃東西」還是「東西吃人」？

台灣人活得真辛苦。

這幾年來食安問題連環爆，讓全民陷入理盲的漩渦，沒人指出問題出在法規，有的只是互相指責的政治性語言。二〇一六年一月六日的電視辯論會上，副總統候選人以一貫開朗自信的態度主攻食安問題，認為這都是馬政府施政的結果。這是真的嗎？

這件事不免勾起了過去我在藥政處服務時，政府推動藥品GMP與食品GMP認證的回憶。透過這段故事的說明，或可解釋台灣食安問題是怎麼來的。不過在此之前，我想先談談我常在演講或寫文章時提到的「人吃東西」這個重要的觀念。

所謂「人吃東西」的意思，就是人在吃東西時，「人」是主體，是主詞，至於吃了什麼「東西」——食品、藥品、中藥、西藥……則是附加的受詞。因此，無論在討論食品安全或藥品安全時，都應該以「人」為本，探討人應該吃什麼東西，或避免吃什麼東西，這是一種預防風險的概念，也是表達生命科學應有「窮理居敬」、尊重生命的人文精神，更是身為優質社會公民應有的吃的智慧。

令人不解的是，從政府政策、教育理念，乃至一般民眾，在討論「吃什麼」、「怎麼吃」的時候，從來沒把最重要的「人」放在首位，反而是著墨在「東西」的價值，主詞「人」消失了，動詞「怎麼吃」不重要了，受詞「東西」反而變成主詞。如此一來，「人」變得沒那麼重要，重要的反而是「東西」。

被濫用的食品 GMP 認證標章

這種「捨人」、「捨吃」，把受詞當主詞，以「東西」（或產品）為主體的思維，也充分反應在我們的社會文化與政府施政。例如藥品 GMP、食品 GMP 一人一把號，各吹各的調的荒謬，就是最好的例子。

GMP（優良製造規範，Good Manufacturing Practice）顧名思義是一套產品製造過程的自主管理，透過製造廠環境軟硬體的體系管理，確保產品的品質。GMP 自主管理的精神，是製造者依規範制定體系管理指引及標準作業程序，通過政府的認證成為 GMP 廠之後才能產製產品，政府則會按時稽查製造廠是否符合標準作業程序，是否落實GMP自主管理。換言之，GMP是優良製造規範，而不是產品標章。

台灣的藥品GMP是從一九八〇年代開始推行的。藥廠必須依照GMP建立體系管理的標準作業程序（SOP），再由政府每兩年赴廠進行稽查。我在藥政處擔任處長時決定亂世宜用重典，於二〇〇三年提出《藥事法》配套修法，祭出藥品資訊揭露不實的重罰，罰則從原來不合乎比例原則的六到三十萬，依違法程度之不同，提高到五百到二千五百萬，外加負責人七到十年刑期，以防止通過GMP的藥廠陽奉陰違，製造劣藥，成果非常豐碩。

三十多年來，台灣藥廠製造體系的品質管理逐步高階化，從GMP到cGMP（current GMP），到二〇一二年再晉級到PIC/S GMP，以符合國際醫藥品稽查協約組織（The Pharmaceutical Inspection Convention and Cooperation Scheme，簡稱PIC/S）的稽查標準，成為該組織第四十三個會員。此外，從二〇〇四年起，我們也落實國外進口藥品的海外藥廠稽查（oversea on-site plant inspection），到了二〇一五年全面實施PIC/S GMP時，國產藥廠已從一九八〇年代的五百多家，淘汰到剩下一百一十家，國外藥廠從一千三百多家淘汰到六百八十家，大幅提高了國人用藥的品質與安全。[5]

PIC/S GMP的實施是製藥品質的保證，讓國內製藥工業與國際接軌，外銷先進國家的藥品數量亦逐年增加；在政策方面也往前推進，從開始原料藥的「源頭」管理（原料GMP）與產品的「運銷」管理（Good Delivery Practice, GDP），讓國人享受與先進國家相同的用藥品質。[6]

---

5 分見「藥品製造工廠稽查發證作業」之文件（第四章）、生產（第五章）、品質管制（第六章），https://www.fda.gov.tw/tc/faqContent.aspx?id=1037。

6 見「西藥藥品優良製造規範」（第三部：運銷），《藥品優良運銷指引》，衛生福利部，2015/07/16。

至於我國的食品GMP認證，是二〇〇〇年民進黨執政後推出的政策。食品GMP與藥品GMP不一樣，是一套自願性認證制度，一九九四年由民間食品公司所組成的「台灣食品GMP發展協會」宣導，到二〇〇〇年由政府與民間共同推動。其認證方式為依生產線認證，若廠商旗下有十條生產線，只有兩條申請通過，就只有這兩條生產線的產品可稱為GMP食品，給予食品GMP認證，貼上「微笑標章」。但消費者分不清楚，只要廠商寫GMP食品廠製造，沒看到「微笑標章」也會誤認是GMP廠製造的產品，實在是天大的誤會。

例如，常有廠商拿著GMP招牌招搖撞騙，販賣沒有經過認證的產品；也有廠商未通過GMP體系管理，卻在產品包裝上印著GMP標章，明顯違反食品GMP法。試想，GMP在規範製造廠的優良作業，空氣、水、粉塵、原物料、交叉汙染、人員管理、製造紀錄等，都在規範之中，一個製造廠不可能有部分產品通過認證，其他產品沒有。但這樣的食品GMP政策實施了十幾年，從來沒人出來反對，而且罰則只有六到三十萬，遠低於違反藥品GMP的金額，不痛不癢，難怪廠商寧可冒著被罰的風險，以身試法。

揪出食安風暴的元凶？

知識是看不見的，而看不見的風險最危險，食品與藥品的管理應有別於一般商品，必須嚴格執行「品質、安全與療效」的規範。尤其食品在消費端的風險，不像藥品有醫療人員控管，嚴謹把關食品的安全更形重要，相關認證規範及罰責不該低於藥品才對。遺憾的是政府卻一直頒發GMP標章給非GMP廠，這不僅是欺騙，也違反《公平交易法》第十九條「以行政手段保護特定對象」。[7]

二〇一五年，政府終於取消食品GMP標章，將「食品GMP協會」更名為「台灣優良食品發展協會」（Taiwan Quality Food, TQF），規定同類產品必須全數認證才能取得TQF標章。協會成立當日，某常務理事卻說：「食品出事不能只怪制度和核發認證者，這就像汽車駕駛違反交通規則，應該檢討規則的合宜性，但首先要處罰的是駕駛本人，食品業者加強自主管理才是最重要的。」[8]

自主管理？台灣人做得到嗎？藥品GMP是品質保證的藥廠管理，食品TQF卻只是產品標章，兩者之間的差異可說是不言自明。政府若不提高罰則，期待廠商拿出良心製造食品，究竟是天真，還是卸責？

另外更深一層的問題，在於公共政策的施政品質。如今排除萬難實施了GMP，民眾的食藥環境是否就安全了呢？恐怕未必，因為最不安全的未必是產品，而是公權力對食藥消費環境無心規範。十幾年前民進黨執政時，推出食品GMP標章政策，等於是立下食品「自主管理」的陷阱，這種荒謬的作為幾乎已達流行病學的層次，而之後國民黨執政八年，卻笨到不知道問題出在哪裡，持續用科員政治自掃門前雪，食安問題會不斷爆出來，也就不奇怪了。

追根究柢，問題還是出在根深柢固的「物本」思維——食品、藥品、中藥、西藥不一樣，「品質、安全、療效」的標準也可以不一樣。因此，主管食品／藥品、中藥／西藥的單位各自制定標準法規，其複雜程度令人嘆為觀止，正因是政府從制度上常態性地製造問題，解決問題的能力又跟不上製造問題的速度，才會讓同樣問題不斷出現。

二〇一七年總統就職剛滿一年，各類民調「人民最不滿意的選項」

7〈都是吃的食品GMP應比照藥品〉，王惠珀，《聯合報》，2014/09/09。

8引自〈TQF取代GMP義美興趣缺缺〉，陳芷若，《風傳媒》，2015/06/24。

中，食安問題都名列前茅，有如二十一世紀台灣人的黑色憂鬱。如果政府的治國思維再不改變，我可以預期，類似的食安風暴還會繼續發生。

想想，這真是身為台灣人的悲哀。

PART II

看懂藥之道
藥害不上身

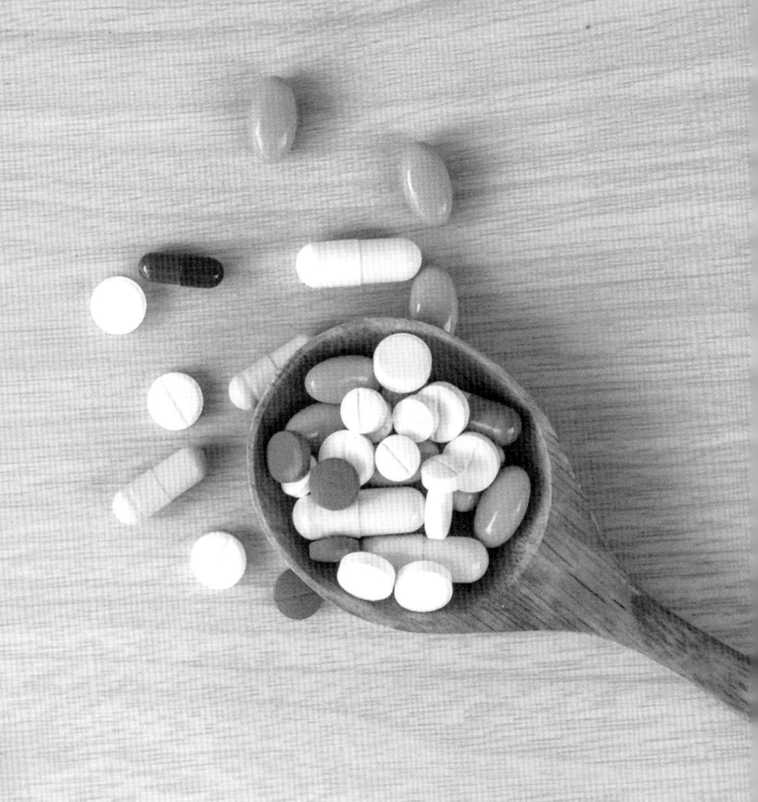

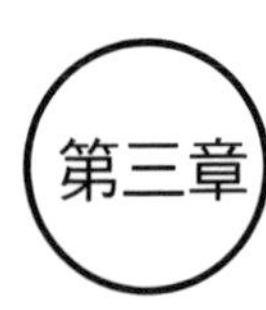

一國多制的藥政管理

有句話說：「滿桌中、西藥，會吃才有效。」我聽了總是不寒而慄。藥就是毒，沒病本來就不該隨便吃藥，何況是同時把東方、西方兩種藥一起吃進肚子，這不是在跟身體開玩笑嗎？[1]

中、西醫的治病思維異曲同工

中、西藥合併使用是個複雜的問題，牽涉到對中、西藥的藥物在體內運行狀況、藥效及與人體的交互作用。已有很多研究陸續出爐，證實中藥、西藥會在身體「打架」，例如中藥的白芷、大茴香與西藥的抗凝血劑合併使用，會增加出血風險，石膏、龍骨、石決明跟四環素一起服用，會降低四環素的吸收，影響療效。這些已被證實的結果，在在說明同時服用中、西藥的風險有多大！

經常有人問我：「三餐飯後要先吃西藥，還是中藥？」每種藥都不同，這樣的問題真讓人不知道該如何回答。通常我的回答是：「藥有侵略性，藥就是毒，吃多了會出毛病，不照規矩吃藥，也會出問題。像你這樣中藥、西藥什麼都吃，還混著一起吃，不出問題才怪！」當然，這麼不中聽的話一出口，只會讓自己變成拒絕往來戶。

為什麼如此粗糙的用藥習慣，一直普遍存在於社會？這與國人對於

1 H P Wang and C L Wang, Risk undermined in the bilateral regulatory systems in Taiwan, J Food and Drug Analysis, Vol 26(2), Supplement, pp S3-11, 2018. https://doi.org/10.1016/j.jfda.2017.11.012。

中、西藥的錯誤理解，有很大的關係。

很多人都說，中醫與西醫的理論不同，思維相異，對疾病與用藥的方法也大不相同。但在我這個受過西方醫學及藥學訓練的人看來，這樣的說法並不正確。中醫、西醫的治病思維異曲同工，用藥理論也是殊途同歸的。且聽我慢慢道來。

藥食都是外來物，身體一視同仁

讀過《紅樓夢》的人都知道，藥食養生的內容占了很大篇幅，而且中藥與食物沒有明顯界線，只有依風險區分為上藥、中藥、下藥，這也反映了中國人「藥食同源」說法，亦即不論食物或藥物都是來自於自然界的「外來物」，而身體是不會自己分辨什麼是食物，什麼是藥物。

中醫「辯證論治」，是透過望、聞、問、切四診的症狀，辯證體徵、產生疾病的原因，以及邪正之間的關係，以確定治療原則與療法。用西方科學的語言來說，就是事前必須對生命體系進行評估，掌握身體的運勢才能正確下藥，讓藥物在體內產生最好效果。這種掌握「外來物」與「身體」的「夥伴關係」的理論，與現代醫學探究身體如何對付外來物的理論，可說不謀而合。

至於談到中醫的用藥理論，也就是《內經》說的「君、臣、佐、使」，指的是將中藥材按照原則配對，組成具有功效的複方。其中「君」是發揮作用治療病症的主藥；「臣」是輔佐、強化「君」發揮治療效果，或對兼病、兼症起治療作用的輔助藥；「佐」在中藥配方裡，用於對有療效的「君」「臣」發揮增效減毒的效果；「使」則不僅能引藥入經，還能調和諸藥。也就是說，「君、臣、佐、使」指的是一個藥材組成的團隊，是複方。

西藥的用藥理論，則是將有效的「外來物」經過篩選過程去蕪存菁，得到有實證醫學證據的「原料藥」（active pharmaceutical ingredient, API），而原料藥再經過增效減毒的配方優化，得到表現最佳，可以供人使用的「藥」（finish product）。內行人針對新發現有生物活性的外來物通常稱為「新物質」（new chemical entity），只有取得藥品許可證，可供人使用於治病的產品才可稱為「藥」（drug, medicine）。國人治學不夠嚴謹，仍在研發尚未取得藥品許可證的「新物質」也藥來藥去的胡亂稱呼，混淆專業，應是藥食文化低知識化的元凶之一。

每種西藥的誕生，都有一套精采的「灰姑娘變公主」的故事：發明者將一系列有效的「外來物」篩選，得到原料藥（依統計成功率只有萬分之一），這時原料藥只是灰姑娘，不能用於人體。藥廠透過現代科技（天使棒），設計配方（馬車），由眾家兄弟通力合作（車伕），把灰姑娘送進宮（臨床試驗），有良好的表現（午夜之前進宮），與身體達到最好的夥伴關係（王子欽點），才能成為公主。

中西藥切割管理，偽科學又一樁

如此看來，灰姑娘能成為公主，並不是她有多能幹，而是配方團隊的功勞，換句話說，西藥理論也是「君、臣、佐、使」，產生過程也是增效減毒，形成的藥品自然也是複方，只要打開藥品的說明書，洋洋灑灑的一堆成分，有君、有臣、有佐、有使，當然是複方。認為西藥是單方的人不妨想想看，如果西藥是單方、而且又那麼有效，「灰姑娘」不必變「公主」，直接吃「原料」就好了，何必吃「藥」？

既然西藥的配方理論，與中藥的「君、臣、佐、使」理論殊途同歸，也就是說不論中藥、西藥都是複方，那麼「中藥是複方，西藥是單方」、

「中藥溫和、西藥有毒」的說法只能說是愚民了。至於用這些說法將中藥、西藥切割開來管理，以保障特定產業利益，也只能說是汙衊中醫理論，拿消費者身體拚經濟的偽科學了。

中藥具有藥效，應無庸置疑，使用中藥最大的問題是管理，以及品質管理不當潛藏的風險。根據消基會二〇一六年一月的資料，二〇一五年民眾申請檢驗的中藥有一百零四件，其中有十七件驗出違法摻入消炎鎮痛劑、維生素B1及利尿劑等西藥，違反《藥事法》第二十條，涉七年以下有期徒刑的刑責，得併科新台幣五百萬元以下罰金。最恐怖的是某件購自中藥行、治療流鼻血症狀的中藥，被驗出含有高達一千毫克／公斤（1000ppm）的汞，遠超過衛生署「複方製劑之總重金屬限量於30ppm以下」規定，而且整整超出了三十倍！

這個結果讓民眾大感意外，因一般總以為中藥是藥草，藥性溫和，再怎麼吃也不會傷身。其實凡藥皆毒，不懂得藥性與體質，人云亦云地濫用藥物，不免潛藏危機，若是碰到無良商人存心違法，欺騙消費者，防不勝防，絕不能掉以輕心。

或許你會說：「那些送去檢查的中藥，不是GMP藥廠出品的，才會出問題！」

很抱歉，你或許不知道，我國中藥與西藥有不同的GMP認證，中藥總重金屬限量標準又頗為寬鬆（台灣是30ppm，美國及歐盟則是20ppm），難怪每個人都吃出「金剛不壞之身」。

沒病的人不會天天吃西藥，卻可能天天吃中藥。如果你就是天天吃中藥、把吃藥當吃補的人，不妨好好想一想，如果你吃的是來路不明、摻了西藥或含有重金屬的中藥，經年累月地吃下來，你覺得身體吃得消嗎？

一瓶藥酒，三種管理制度

「消除疲勞，增強體力，維護肝臟機能，啊~福氣啦！」「明早的氣力，攏甲恁攢便便！」「你——累了嗎？」……

這些話相信各位都不陌生，它們是提神飲料的經典廣告詞。

這類提神飲料經常重金聘請知名藝人代言，廣告做得很大，銷售通路也十分普及。但大家知道其中卻包含台灣藥酒一國三制的風貌嗎？我不是在說風涼話，我的本意只是希望描述現狀，讓政府能正視如此荒唐的藥酒管理制度，是如何製造社會及家庭問題。

以保力達B、維士比來說，它們的酒精濃度為八％，成分除了中藥材還有西藥，被歸為「西藥指示用藥」，由食品藥物管理署負責管理，並核發「甲類成藥」許可證，只有藥事人員駐店管理的藥局才可以販售。

問題是許多摻了參茸、龜鹿二仙膠、五加皮的藥酒，酒精濃度明明高達二八%，卻屬於「乙類成藥」，且輕輕鬆鬆就可在超商買到。同樣是浸泡藥材的飲品，為什麼有兩種不同通路？

原因很簡單，因為西藥許可證不好申請，廠商捨棄西藥、改申請中藥許可證，這是業界「不能說的祕密」。還有，列入中藥管理的藥酒屬於「乙類成藥」，既然是藥，就不必繳交高額的酒稅，比買米酒、啤酒還便宜，還不受西藥只限藥局販售的限制，自然人手一瓶，喝了再上。

同樣是中藥加酒精，分屬不同管理制度，不只民眾搞不清楚，政府管理也頗為頭痛。因此我在二〇〇五年擔任藥政處長時，決定將所有藥酒一律改列「指示藥」，必須是聘有藥師、藥劑生的藥局才可以販售。這個衝擊藥酒市場的做法，引發業者強烈反彈。當時《民生報》有篇報導，生動描述了業界的反應：

維士比、保力達B在雜貨店、檳榔攤是禁止販售的，中藥酒則不限制，衛生署藥政處認為，基於藥酒管理的一致性，加上藥酒有被民眾濫用的可能，應該同樣列為指示藥管理，在藥局（房）才能販售。

中醫藥委員會主委林宜信則表示，中藥酒的藥味重、酒精濃度也高，民眾通常是買來調理、溫補使用，類似食用「藥膳」的概念，這和維士比、保力達B的特性不太一樣，因此，兩者是否要比照管理，有討論空間。此案仍須經過藥物審議委員會中藥製劑小組開會討論後才能定案。

生產大鵬藥酒系列的東發生物科技製藥公司董事長溫錦洲說，如果是擔心藥酒裡面的酒精濃度可能有害人體，那高粱酒、米酒是否也都要列管？他也強調，在整個藥酒市場裡，中藥酒一年不超過兩千萬瓶，而維士比、保力達B等含酒精口服液，一年約銷售兩億瓶，後者遠比中藥酒銷售量高出太多，不能相提並論。

衛生署藥政處表示，檳榔攤違法販售維士比、保力達B的行為仍是地方衛生局取締重點，所有藥酒均納入指示藥管理，是希望透過藥師把關，宣導正確用法。為釐清相關爭議，內部還會持續開會討論。[2]

嚴格來說，我國的藥酒管理不是「一國二制」，而是「一國三制」。

2〈中藥藥酒 該不該嚴管？〉，黃靜宜，《民生報》，2005/03/08。

你喝的是藥酒？還是藥味再製酒？

過去依「台灣省內菸酒專賣暫行條例」，公賣局的藥酒擁有超過七五％的市場占有率，免繳公賣利益（Monopoly Tax）。自從台灣加入WTO後，該條例功成身退，取而代之的是「菸酒管理法」與「菸酒稅法」，從此專賣制度取消，公賣局改制為台灣菸酒股份有限公司（台酒），各類免稅藥酒成為必須課徵菸酒稅的「再製酒」，而台酒的「藥味再製酒」因要課稅而漲價，每瓶零點三公升的蔘茸酒從六十五元調漲到一百二十元，鹿茸酒則從六十五元調高到一百二十元。

依據新法規定，「保健酒」分成兩種，一是「藥酒」，也就是領有藥證，不必課酒稅，歸衛生署管；一種是「藥味再製酒」，不是藥酒，但必須要課酒稅。

根據政府規定，藥酒分為「甲類成藥」及「乙類成藥」，前者歸藥政處管轄，販售地點限定藥商或藥房；後者則歸中醫藥委員會管轄，成分必須是該會公告的二十二種中藥標準方，販售地點則不限。至於「藥味再製酒」則歸經濟部工業局管轄。光是含藥成分的酒就有這麼多種，且分屬不同的主管機關，誰弄得清楚？這種一國三制的政策，真是令人瞠目結舌。

簡單來說，你在超商買的蔘茸再製酒，是被課稅的食品；若你買的是屬於「乙類成藥」的蔘茸藥酒，則是不用課稅的。如果你夠聰明、也懂得自我風險管理的話，最好到藥局去買有「甲類成藥」藥證的蔘茸藥酒，那是GMP藥廠出產的藥酒。問題是，只是買瓶藥酒，誰會想這麼多？

「乎乾」之前，先看清用量

若是觀察藥酒市場，就更讓人吃驚了。十幾年前，某位大牌明星以手拿著藥酒，高喊「乎乾啦」，另一位大明星同樣手拿藥酒，大呼「喝了再上」、「明天的氣力今天攢乎便」。然而直覺告訴我，那支酒至少有六百毫升，廣告怎麼可以要人「乎乾啦」？我一查藥酒說明書，指示每次用量不能超過三十毫升，每天使用量不超過一百毫升。這不是唬弄人嗎？

自從檳榔攤及餐飲店在二〇〇三年經過一陣掃蕩後，保力達B、維士比等甲類成藥已經從街上匿跡，被「趕」回藥局由藥師把關，這就像在十字路口裝了紅綠燈，至少做到了從供應面防止濫用，降低風險。如今走進檳榔攤、餐飲店、夜市，再也看不到甲類成藥藥酒，而是含有蔘茸成分的乙類成藥藥酒，或藥味再製酒了。

二〇〇八年，筆者進行藥酒盛行率研究，委託全國公信力民意調查公司用抽樣電話訪問二千五百五十五位民眾（其中有八百七十八位為藍領階級），完成「台灣十八歲以上男性民眾飲用藥酒流行病學調查」，顯示有喝藥酒習慣的人占八・九％，集中在四十至五十九歲、高中職以下藍領階級、原住民、南投居民及抽菸者。其中喝了二十年以上的占了一八・一％。一般來說，藥酒每次用量不應超過三十毫升，但調查顯示一次飲用超過六百毫升的民眾占了一七・二％，飲用二百五十至三百毫升的占了三五・八％。

同樣也是根據這份調查，民眾多半是在檳榔攤（二八・八％）及雜貨店（二七％）購買藥酒，至於有喝藥酒習慣而發生職業災害的比例是二〇％，比沒喝藥酒的人要高，且具統計學上的顯著差異。在一百七十七位肝臟有問題的受訪者中，有喝藥酒習慣的占了七八％，因其他因素引起肝炎就醫的比例差異不大（七〇％對六三・七％），但因肝硬化就醫的比例則有顯著差異（八％對二・六％）。在一百零八位腎臟有問題的受訪者中，洗腎者在有喝藥酒習慣族群占一八％，遠高於沒喝藥酒的二・二％。[3]

藥酒是藥也是酒，不可輕忽

「喝了再上」，一句簡單的廣告詞，背後卻隱藏著多少藍領同胞家庭破碎、健保負擔的慘痛故事！過去衛生署（當今的食品藥物管理署）曾向勞委會（今勞動部）抱怨，勞工喝了藥酒出事必須由健保買單，已成為健保財務的極大負擔，當時勞委會主委陳菊說，藥酒管理是衛生署的事，但衛生署管轄藥酒的單位則分屬藥政處及中醫藥委員會，有如雙頭馬車，若是出了問題，誰要負責？

那時因藥政處無權掌管乙類成藥，我決定找產製甲類成藥藥酒的藥廠開刀，去函要求廠商依據已經核准的藥證，將酒瓶容量變更為三十毫升。廠商氣急敗壞地跑來溝通，說這樣會把整個GMP廠毀了。於是，我們堅持業者應比照《菸酒管理法》，所有提神飲料廣告必須加註「本品含酒，服用過量，有害健康」的警語，要求廠商改廣告詞。從此，電視廣告螢幕下方五分之一都會注明「本品含酒，服用過量傷害身體」。

藥酒既是藥，也是酒，主管機關自當依據程序正義，為消費者的安全把關。消費者不清楚藥酒隱藏的風險，藥政體系又各自為政，讓人民陷於環境風險而不自知，這不只是沒有程序正義，更是帶動無知粗俗的養生文化與產品市場的幫兇！

藥品廣告潛藏的陷阱與危機

一國三制的藥酒管制已經夠混亂了，至於其他宣稱療效的非藥品更不用說，只要打開廣播，聽聽看有多少電台在賣藥，而且賣的是什麼藥，就

3「藥酒盛行率研究」，梁亦松、洪永泰、王惠珀，2008。

知道我的意思：「藥」這個字被濫用於此可見。

有一回寒流報到，我在車上聽到電台主持人殷殷提醒聽眾：「咱厝邊老人，千萬要記得穿乎燒捏！」然後適時再加句：「阿公阿嬤啊，咱不是在賣藥，要疼惜自己，減少兒女負擔，才最省錢……」如此貼心的態度，比親生子女還孝順，難怪阿公阿嬤不管聽到賣什麼，都會心甘情願掏錢買單，還會呷好逗相報。

這些節目賣的藥到底有沒有效？我沒有吃過，不敢隨便亂說。但可以肯定的是，這類管道販賣的藥品不是來路不明，標示不實，就是違法添加不該有的成分（例如中藥裡摻了抗生素，或自行添加處方用藥）。這種沒有保障的非藥物，你敢吃嗎？

過去衛生署做過抽樣調查，全台一千一百七十一位四十歲以上的民眾，有二四％聽過廣播節目賣藥，會掏錢購買的有一五％，其中比例最高的是雲嘉南地區（二五％），其次為中彰投地區（二四．三％）、北部（二三．六％）以及高高屏（二〇．九％），平均單次購買金額為四千二百五十元。前陣子南部某市府顧問「志明」被控販售沒有健康食品字號的保健食品，違反《健康食品管理法》，調查處在接獲民眾檢舉後發現，他以每瓶一千六百元賣給聽友，進價不到售價一半，獲利逾近千萬元，可見這門生意有多好賺！

二〇〇四年，台北美國商會批評台灣假藥充斥，影響國際藥廠來台投資，主管媒體的NCC卻對系統業者及蓋台廣告視若無睹。既然食藥廣告是衛生署該管的事，我決定主動出擊，推動蓋台系統的廣告監控。

當時全台有六十九個系統業者，每個系統業者有一百個頻道，要全面監控蓋台廣告，就必須觀察及側錄六千九百個頻道，如此浩大的工程，對預算有限的公部門來說，簡直是「不可能的任務」。藥政處同仁靈機一動，想到全台有六千多家藥局，只要每家藥局負責監控一個頻道，六千九百個蓋台廣告，肯定逃不過我們的法眼。

罰金不敵暴利，政府，你在哪裡？

就這樣，這個名為「人民的耳目」的計畫，便風風火火地展開了。側錄下來的廣告先由藥師進行初階篩選，再送交衛生署藥害救濟基金會認定，我再利用衛生署媒體公關室發布新聞，當起打擊違規廣告的「藍波」。這個計畫從二〇〇四的年中進行到年底，側錄到的違規廣告以食品（三一％）與中藥（五三％）最多，尤其是宣稱有助心臟循環系統的藥品。從側錄帶中發現，違規業者就算接到罰單，只要把藥品改個名稱，換個包裝，換湯不換藥，節目照播，藥品照賣，沒在怕的。為什麼？因為罰責太輕，最高只罰十五萬，相較於賣藥的利潤來說，無疑是杯水車薪。過去衛生署提案修法，主張誇大不實、未經申請的廣告，應比照《公平交易法》重罰，只可惜這樣的呼聲，沒有得到應有的重視。

根據《健康食品管理法》規定，「食品」不能宣稱包括「防止血管硬化」、「活化腸道細胞」、「改善骨質疏鬆」、「具有免疫調節功能」療效的字眼。但上有政策，下有對策，主持人以「徹底改善」代替「根本治療」，遊走法律邊緣規避罰則，執法單位也只能徒呼負負。

時至今日，地下電台透過廣播販售海狗丸、龜鹿二仙膠、減肥藥等商品牟利的情況仍十分猖獗，且廣播訊號干擾合法電台的訊號，除了違反《藥事法》，也觸犯了《電信法》。然而既有法令只會處以拘役或罰金，與獲取的暴利相較，根本不符比例原則。看著這些現象，我的感慨是——政府，你在哪裡？

切割式的藥政管理

台灣人什麼都喜歡切割，藍綠切割只是政治丑劇，用藥知識切割可是文化議題。至於切割的經典之作，就是因立法委員收賄，立法讓中、西藥分治而喧騰一時的《藥事法》一〇三條。

一九九三年《藥事法》修法通過第一〇三條，將中藥的業務由衛生署藥政處（今食藥署）分出去，由新成立的中醫藥委員會（現改為中醫藥司）管理，開啟了中藥、西藥分流的藥政系統。從此，我國用兩套體系管理西藥及中藥，包括：（一）兩套許可證核證體系；（二）兩套GMP；（三）兩套臨床試驗標準；（四）兩套不良反應通報系統。

我參與過某證券櫃檯買賣中心審查上市櫃的申請案，廠商自述研發中藥的原因是「國內西藥的技術門檻高，法規要求嚴，研發產品以中藥申請比較容易過關」，這段話道出藥證管理有兩套，讓廠商可自行選擇，既然西藥許可證不好申請，就改申請中藥許可證。這種無政府狀態的管理模式，簡直是低智商施政的經典。

藥政處負責掌管的西藥因落實PIC/S GMP品質管理，規定嚴格，罰則也重，實施以來藥廠遭大幅淘汰，藥品許可證維持穩定張數，從一九九五年的二萬一千八百七十張到二〇一七年的二萬二千零二十六張。

反觀中藥，自從一九九六年立法院通過《藥事法》一〇三條，西藥、中藥分流分治後，中藥許可證的數量急速增加，從一九九五年的七千零五十七張增加到二〇一七年的二萬二千二百三十二張，成長了三倍。光是龍膽瀉肝湯的許可證就超過二百五十張，比泡麵還多。這是因中藥比較安全嗎？當然不是。

「中藥歸中藥，西藥歸西藥」的雙軌制管理，注定是在醞釀民眾的用藥風險。

衛生署很天才，除了有兩套臨床試驗標準、兩套GMP，還有兩套不良反應通報體系，教民眾記住兩個電話。若是西藥吃出問題，找藥政處，若是中藥吃出毛病，找中醫藥委員會，若民眾是中藥、西藥混著吃，出了毛病的話，又該找誰呢？

我們有《藥害救濟法》，讓合法用藥產生非預期藥害的人得到救濟，至於救濟金則來自藥商，但不包括中藥商。換言之，吃了合法中藥、或中藥合併使用西藥而造成傷害，不屬於「正當使用西藥」，不符「藥害救濟」的補助，只能自力救濟。這樣的藥害救濟不是在告訴民眾，中、西藥並用吃出問題，是你自己活該嗎？

民智不開，要求不高，普遍理盲，也是政府施政苟且濫權的推手。消費者在拚經濟的氛圍中，普遍缺乏風險意識，常陷於無知的危險，一口中藥、一口西藥胡亂吃到肚子。藥廠違背GMP不必坐牢，消費者生病也有健保照顧，非常勇敢。

二〇〇五年行政院規劃組織改造時，可說是中藥與西藥管理合流的契機。我衛命負責草擬衛生福利部食品藥物管理署組織法，將原來掌理食品、藥品、中藥、管制藥品、含藥化妝品及醫材業務的五個單位統整，納編於「食品藥物管理署」。二〇〇九年公告「食品藥物管理署組織章程」，組織法第一條是：「衛生福利部為辦理食品、藥物與化粧品之管理、查核及檢驗業務，特設食品藥物管理署」。就條文來看，食藥署掌理所有藥品業務，但中藥卻被編入中醫藥司，也就是說，食藥署什麼都管，就是不能管中藥。

中藥是不是藥？當然是。但如果中藥是藥，為什麼不在食藥署掌理業務範圍？食品藥物管理署組織法第一條明示管理食品、藥物，按照邏輯來說，不是食藥署掌理的東西應該不是藥，如果中藥既不是藥，也不是食品，為什麼必須依據《藥事法》發給藥品許可證？中藥由中醫藥司管理的法源是什麼？中醫藥司與食品藥物管理署的法律競合基礎又是什麼？這樣的邏輯，我實在看不懂。

藥師也要分兩種？

藥品管理一國兩制，已經夠荒唐了，如今，恐怕連藥師也要分兩種。

二〇一六年，衛福部召開會議打算建立中藥師制度。一國兩制的藥物管理已經夠混亂，政府還打算在人民的身體實施一體兩制，讓藥師管西藥，中藥師管中藥。在二十一世紀藥政從產品的管理轉型並進階到環境建構以預防用藥風險的趨勢下，政府倒退嚕的管理思維無疑在走反文明的回頭路，不僅扭曲了臨床藥學的核心價值——人本，更潛藏著增添民眾身體未知風險的隱憂。

準此，中華民國藥師公會及國內八大藥學系火速發表聯合聲明，認為台灣人同時使用中、西藥的比例很高，未來病人若是出現不適，中藥師與西藥師將互推責任，期期以為不可。

二〇一六年初，民進黨副總統候選人陳建仁參加藥師節慶祝大會時表示：「中醫藥分業已經是未來的主流，所以培養中藥師、藥品調劑師的專業，也是一個趨勢。所以，未來我們再跟相關的團體來討論，解決剛才講到的設置中藥師的問題……」，並稱要「研議中藥師立法」。衛福部官員告訴我：「政治是要妥協的。」我對於衛福部拿人民身體向政治妥協，還要說服我向政治投降，心情無比沉重，憂心忡忡振筆疾書，寫下〈藥師分中西，中西藥一起吃找誰？〉[4]。但是，沒人聽藥師的呼聲，仍然於二〇一六年執政後，向立法院提案制定中藥師制度。

過去陳建仁是我的長官，曾公開支持我的說法表示「身體不會左邊管中藥，右邊管西藥」。沒想到他為了選票，竟承諾推動中藥師制度，令我十分錯愕。選舉可以譁眾取寵，但君無戲言，身為國家領導人，應該用合乎科學以及人道的政見來說服選民，不該任由人民的身體在兩套不同管理制度之下被操弄。

政府可以拚經濟，但不可以立法讓廠商用別人的身體拚經濟。問題是，人民有十年的生命讓政府揮霍嗎？

如果我是消費者，我怎麼看這件事？我會認為這又是利益團體在搶市場，與我何干。

如果我是有點科學概念的消費者，我會嘲笑政府低能，身體怎麼會分中藥、西藥？

如果我是有點風險意識的消費者，我會生氣，為什麼我的身體要由兩種藥師來管理我的用藥？

如果我是有社會責任的消費者，我會更生氣，為什麼國家要用一國兩制來製造人民的風險？

如果我是有點邏輯的消費者，我會覺得莫名其妙。用膝蓋想也知道，身體好比一個社會，一個國家，一個公司，一個體系。一個國家有兩位總統行得通嗎？一個公司設下兩套人事、兩套會計、兩套管理，不出事才怪[5]。

據瞭解，目前推動中藥師法（最近改稱技術士）已由行政院送交立法院審議，這也是執政黨的既定政策。托爾斯泰說：「上天有眼，暫時不

4〈藥師分中西，中西藥一起吃找誰？〉，王惠珀，《聯合報》，2016/06/07。

5〈台灣食品藥物管理制度之演進與展望（一）：組織及管理制度面〉，許明滿，胡幼圃，康照洲，《醫學與健康期刊》，第二卷第二期，pp13-21，2013。

語。」如果政府連這點風險管理的程序正義都做不到，那麼中西藥並用潛藏的危險仍將繼續存在，大夥也只能隨人顧性命了。

第四章

外國月亮比較圓？

台灣民眾偏好使用原廠藥，拒用非原廠藥的現象非常普遍，加上健保藥費給付制度，將原廠藥列為「逾專利保護藥」，據二〇〇五年健保資料顯示，健保因此多付了七十三億給前兩百大藥品。

原廠藥真的比較好？

二〇一二年，《新新聞》針對國內一千二百零一位年滿二十歲的民眾，以及三百零六位醫護人員進行「重大疾病民眾就醫與用藥認知」調查，發現有七成民眾和九成醫護人員為自己或家人寧願自費買藥，原因是「健保吃不到好藥」、「原廠藥當然比較好」。這項調查引起我的注意，因受訪者中有四四・七％並不清楚「原廠藥」與「非原廠藥」有什麼差別，卻堅信原廠藥比較有效。

民眾相信外國的月亮比較圓，卻不相信美、日醫師不開原廠藥，只開學名藥的事實，這種情況看在美國醫師眼裡，簡直是不可思議。原廠藥一定比非原廠藥有效嗎？在探討這個問題之前，我想先說明藥品相關名稱的意義，以及實證藥學的定義及重要性。

第一個被發明、具有藥效的物質，稱為「新物質」（可參考第三章）。這些通常「有新穎性、進步性、具有產業價值、可增進人類福祉」的新物質，是被核給發明專利的要素，它們在動物試驗中被證明安全無虞且具有藥效，可向主管機關申請進行臨床試驗，成為「臨床試驗新藥」

（Investigational New Drug, IND）；至於未上臨床試驗的「新物質」或「臨床試驗新藥」，則不屬於「新藥」。

等新物質做完臨床試驗，通過主管機關的專家評估（risk-benefit assessment），便可申請上市許可（New Drug Application, NDA），成為「新藥」。「新藥」上市以後，仍必須收集病人使用的臨床證據，進行回報、追查及監視，因此國內「新藥」的法定名稱叫做「監視中的新藥」。

一般來說，第一個上市的新藥稱為「原廠藥」，等過了專利期的保護，則稱為「學名藥」。原廠藥過了專利保護期，「新藥」就會變成第一個學名藥，並失去市場獨賣的權利，這時其他藥廠可以出產相同品質與藥效的學名藥。

由於藥品品質會影響藥效，其他廠牌的學名藥必須透過嚴謹的科學實證，在同一位受試者身上，證明它與原廠學名藥具有統計學意義的體內相等性（drug A is equivalent to drug B in biological system），稱之為「BE學名藥」（bio-equivalent drug, BE）。一九八八年以後，政府都只核准GMP藥廠生產的BE學名藥，換言之，市面上所有學名藥都有一定品質與效果，絕不輸給原廠藥。

至於如何證明學名藥不輸原廠藥？證據會說話，我們可以透過實證藥學的角度來說明。

「有幾分證據，說幾分話」的實證精神

一九七二年，英國臨床流行病學者阿契．考科藍（Archie Cochrane）率先提出「實證醫學」（evidence-based medicine」的概念，指出所有醫療行為必須有嚴謹的研究證實，作為臨床決策的參考。因為medicine亦指藥物，現代醫學藉由統計分析及流行病學的判讀，遂產生了「實證藥學」

（evidence-based medicine）。

什麼是實證藥學？簡單來說，就是「有幾分證據，說幾分話」。

在文字上，每一個上市的藥都會標示出用法、用量、使用方法、藥效、藥物動力學、副作用、使用禁忌、交互作用等有關「安全、效用、品質」的證據資訊，所以「藥」加「說明書」代表的意義是——藥也是知識經濟型產品的一種。

在歷史上，以美、歐、日為主，代表八〇%世界藥業市場的「國際藥政協合組織」（ICH），主導著全球藥政法規的思維演進，以及配合思維演進所制定的施政指引。從二十世紀通過一階、二階、三階的臨床試驗藥品即可上市，到二十一世紀藥品上市後，必須經過第四階的臨床數據再評估，才能決定是否可永續使用。換言之，ICH主導了臨床用藥從小數據到大數據的實證藥學演進。

在科學上，新藥上市的臨床證據，來自於數百至數千位參與臨床試驗的受試者，上市以後的臨床新數據，則來自數百萬至數千萬人次病人使用該藥的經驗。基於「有幾分證據，說幾分話」這項原則，那麼，藥的數據也是個浮動的證據，對吧？

在權利上，市場秩序必須靠公權力制定的遊戲規則來維繫，因此實證藥學除了界定「藥」加「說明書」，也界定「藥」加「說明書」的智慧財產權涵蓋範圍。新藥上市前的科學證據，來自原廠的創新及受試者的貢獻，其「藥」加「說明書」的智慧財產權屬於原開發廠，是無庸置疑的，因此國家有專利及資料保護法規，應賦予原廠獨賣一段時間的權利。

藥品的開發及後續監測

一般說來，新藥的誕生必須耗時八到十年、花費高達八億美金的投資，這些時間跟資金的投資，代表萬分之一的成功率。根據統計，新物質在動物試驗篩選中去蕪存菁，能進入臨床試驗的機率是兩千分之一，而每五個「臨床試驗新藥」只有一個能過關斬將，通過一階、二階、三階的臨床試驗，進而成為「新藥」。

「新藥」上市時的實證數據，只能累積到上市之前受試者的資料，不足以完整呈現該藥潛藏的風險，例如人種、與食品或與其他藥品的交互作用、生活習慣所造成的差異等，因此實證藥學告訴我們，上市以後的新藥必須持續收集、累積臨床使用資料，形成「第四階的臨床證據」（phase IV clinical data）。

為什麼上市以後的第四階臨床資料這麼重要？因為它決定了藥品是否必須更新實證資料，可否永續使用及可否經再評估而更改類別（例如處方藥變更為成藥）。所以在我制定「學名藥法」時，將病人貢獻的第四階臨床資料稱為「屬於為維護公益之目的創造的公共財」。

以美國默克藥廠的止痛藥「偉克適」為例，「偉克適」在一九九九年上市後，因有心臟病及中風等副作用，在二〇〇四年自行下市，十幾年來數千個訴訟，賠償的病人、刑事、民事及訴訟費超過八十三億美金，這就是上市後第四階臨床資料形成不利於持續使用的「實證藥學」的經典案例。

此外，這個故事也傳達了幾個關於實證藥學的重要意義：（一）新藥上市時的臨床證據，不足以說明它一定是好藥；（二）新藥上市以後累積的臨床監測（phase IV post-market surveillance data），才是證明新藥是否可永續使用的根據；（三）新藥上市後的實證數據來自於病人，專利失效成為學名藥之後，智慧財產權應屬於公共財。

從 Hatch-Waxman 法案看原廠藥與學名藥

正如前面所提，因為開發新藥投資太大，原開發藥廠常透過專利或其他法律保護傘來保護自己。一般藥品專利保護期都是二十年，因新物質從研發到成為新藥耗時甚久，研發者對具有潛力的「新物質」總是想盡辦法延遲專利申請，以保有上市後較長時間的市場獨賣權。

開發新藥公司的專利固然需要被保護，為了讓人人負擔得起藥價，先進國家鼓勵學名藥進入市場，例如美國很早就發生原廠藥與學名藥的爭議，因而催生出 Hatch-Waxman 法案（Hatch-Waxman Act, HWA）。

制定於一九八四年的 Hatch-Waxman 法案，又稱為「藥品價格競爭與專利維護法」（*Drug Price Competition and Patent Term Restoration Act*）或「學名藥法」，是由美國眾議員 Waxman 及參議員 Hatch 聯手提出來的。Hatch-Waxman 法案除了鼓勵原創者推出新藥造福人類，也在新藥變成學名藥後，以公權力界定該藥所累積的知識證據屬於公共財（Patent Term Restoration Act），據以維護市場秩序（Drug Price Competition）。

Hatch-Waxman 法案不只是單純保護原創者的產品（如原廠藥），而是藉由對創新知識的保護，鼓勵原創者公開資料，並藉由資料的分享，讓知識進行更廣泛而進步的應用，它的立法精神包括：

一、**保護智慧財產權**：政府鼓勵創新，以智慧財產權讓廠商有一段時間的市場獨占性，原廠藥具有賣方市場的價格優勢。

二、**智慧財產權去保護**：原廠藥失去專利保護後是學名藥，政府有責任讓其他學名藥儘早上市，讓藥品具有取代性，並透過自由競爭創造買方市場，讓民眾早日有便宜的藥可以使用。

便宜不是沒好貨

一般而言，學名藥的價格比原廠藥低了八〇～八五％，且醫療保險只限給付便宜的學名藥，因此光是二〇〇一年，美國醫生開出的處方藥就有八〇％是學名藥，節省了一千五百八十億美元的醫療支出。

美國食品藥品管理局（Food and Drug Administration，以下簡稱FDA）收集過去十二年來、三十八項心血管疾病使用的學名藥，以及原廠藥的臨床效果文獻，經整理與評估發現，學名藥的吸收效果與原廠藥的差距在三．五％以內，證明學名藥的品質及成本效益評估，與一九八四年立法使用學名藥的政策相符。FDA也指出，學名藥的價格比原廠藥低，是因它不必再砸重金做臨床試驗，成本較低，且學名藥成為買方市場，價格自然降低。這也證明了「便宜不是沒好貨」。

日本也是如此。一九八八年，日本政府有鑑於健康保險的沉痾，在實施二代健保時以Hatch-Waxman法案為標竿，落實使用學名藥政策，以公平交易為最高指導原則，設計出健保藥事給付遊戲規則，以一連串誘因鼓勵醫療院所使用學名藥。由於「以藥養醫」的利潤不再，醫院紛紛將處方釋出到基層藥局，到了二〇一七年的釋出率高達九一％，成功落實了分散服務、分散風險的醫藥分業政策。

美國與日本都做到了，那麼台灣呢？

台灣在二〇〇四年以前，一直缺乏以智慧財產權管理藥證的法源，加上健保藥價制度的不公平，把專利過期的原廠藥列為「逾專利保護藥」，亦即過了專利保護期仍給予其價格保護，如此一來，專利過期二、三十年的藥價維持不變，成為「永遠的長子」——繼承的財產遠比別人還多，而且一旦當上「長子」，就永遠不是學名藥，永遠享有健保逾專利保護藥的給付。

「逾專利保護藥」在台灣衍生的諸多問題

擁有專利過期的原廠藥享有較高藥價，等於是鼓勵醫院開立原廠藥賺取價差，因此原廠藥享受「高價格×高市占率」的好處，維持其階級優勢，大醫院以開立原廠藥，享受「以藥養醫」的獲利優勢。這樣的藥價政策，顯然違反《公平交易法》第十九條第二款「不得有差別待遇的公平原則」。

以健保給付總額最高的心血管藥「脈優錠」（Norvasc）為例，過去健保每年以十九元／錠的單價支付給原廠，二〇〇二年過了專利期後改列為「逾專利保護藥」，藥價仍維持在十九元／錠，高於第二個學名藥（十三元／錠）的二五％，且原廠藥年申報額從二〇〇三年的二十二點一億攀升至二〇〇八年的二十九點二億，成長率為一二%。問題是高血壓病人的年成長率沒那麼高，脈優錠的年成長率應是市場挪移的結果——只可惜不是朝健康的市場經濟挪移。根據統計，二〇〇八年，健保多花六點二億在脈優錠上，二〇一〇年更高達十一億，等於每位納保人即使不用此藥，每年都在付五十元給原廠。

使用原廠學名藥具有「高單價×高市占率」加乘的獲利，讓醫療院所不願釋出處方（大約只有〇．四%），基層診所的處方釋出率雖有三四%，但診所負責人開立藥局（門前藥局）承接自家處方，肥水不落外人田的結果，是把健保吃夠夠。此外，藥品給付遊戲規則造成以藥養醫，藥業市場集中在大醫院，基層醫療單位不易取得藥品而日益萎縮，缺藥缺了幾十年也沒人管，基層醫療及藥事服務長期失衡，老人在厝邊拿不到藥，從來也沒有人在乎。

事實上，原廠藥多半是委託台灣藥廠代工生產，造成我們以高價原廠藥吃本地代工國產藥的荒謬現象。二〇一二年，我投書媒體，發表〈以病人身體拚醫療經濟，健保危矣〉一文，立刻得到作家劉墉的回響：

……王惠珀教授以憤慨的語氣說：「價格的遊戲……反科學，讓懂藥的我覺得很窩囊。消費者在違反公平交易的市場上付費買藥更窩囊。不吃藥卻糊裡糊塗在為『逾專利保護藥』付費的納保人最窩囊。」[6]

如果落實使用學名藥政策，把不公平交易省下來的費用拿來提高藥品

6 分別見〈以病人身體拚醫療經濟，健保危矣〉，王惠珀，《中國時報》，2012/10/17；《我不是教你詐——醫療真實面》，劉墉，時報文化，pp285-286，2007。

單價，整個用藥市場的秩序及風貌將因此改觀，朝向與美、日相似的方向發展，何樂而不為？

原廠藥不該永享特權

用藥的規則決定國家的藥事經濟、市場秩序與用藥的合理性。在理念上，「學名藥法」將藥品從產品經濟的思維，轉型成知識經濟的思維，將可導向知識管理；將新藥與學名藥的定義，回到以智慧財產權為依歸，讓原廠藥不再享有專利的利益保護，回歸自由市場，便可消弭藥價黑洞及產品經濟的惡性競爭。

我向來崇尚美國Hatch-Waxman法案的公平交易精神。檢視台灣藥業市場如此混亂，醫療服務極不均衡，以藥養醫如此猖狂，更確信「學名藥法」是導向合理用藥的必經的路。

然後，機會來了。二〇〇四年初，原廠藥商透過外商協會及美國在台協會（AIT），要求衛生署在《藥事法》中增列新藥「資料專屬權」，同時要求增加七年「資料專屬」保護，以延長藥品的獨賣期限。本來其他藥廠（主要是國產藥廠）等著專利到期、就可產製學名藥的期待，受到了威脅。

背負著外交威脅、政治壓力、以及產業的求救，苦思該如何解套。後來我想到蘭德的美國名著《阿特拉斯聳聳肩》中表達資本主義社會崇尚自由競爭，反對保護的精神[7]——因為保護是阻礙社會進步的毒素，對有本事的人並不公平。過去美國股神巴菲特不是說，退潮之後才知道誰沒穿褲子？

於是我提出「專利期二十年」加「資料專屬三年」的智慧財產保護，換取過了智財保護期就要「去保護」的做法；也就是說，「去保護」後的

7《阿特拉斯聳聳肩》（*Atlas Shrugged*），蘭德（Ayn Rand）著，繁中譯本由太陽社出版，2009。阿特拉斯（Atlas）是希臘神話裡的神祇，被宙斯降罪，終生必須以雙手支撐蒼天。

原廠藥就是學名藥，不再是「永遠的長子」，享有永久性的特權了。

我們好不容易擋住政治壓力協商出來的提案，衛生署卻不支持，反而提出「專利期二十年」加「資料專屬七年」的主張，這麼一來，以學名藥為主的台灣產業發展將延宕整整七年！這個發展令我沮喪不已。好在到了立法院，在李慶華、徐中雄及楊麗環立委的堅持下，最後以「保護五年，但其他藥廠可提早三年製造及申請學名藥核證，俟保護期一過即可上市」定案，並於二〇〇五年公布《藥事法》第四十條之一[8]及第四十條之二。[9]

參與藥政管理上的轉型正義，與有榮焉

但原藥廠很不服氣，想盡辦法阻擋其他藥廠的學名藥上市，還很有風度的來知會我，表示他們打算提告並凍結學名藥廠的資產。我禮貌回應：「你們不需要告藥廠，直接來告我或藥政處，這麼一來，我就有機會上法

庭，教育法官怎麼思考知識經濟產品的智財保護的遊戲規則啦！」廠商一聽，再也不想跟我打交道了。

8《藥事法》第四十條之一（公開事項之範圍及方式）：
中央衛生主管機關為維護公益之目的，於必要時，得公開所持有及保管藥商申請製造或輸入藥物所檢附之藥物成分、仿單等相關資料。但對於藥商申請新藥查驗登記屬於營業祕密之資料，應保密之。
前項得公開事項之範圍及方式，其辦法由中央衛生主管機關定之。

9《藥事法》第四十條之二（藥品許可證之核發）：中央衛生主管機關於核發新藥許可證時，應公開申請人檢附之已揭露專利字號或案號。新成分新藥許可證自核發之日起五年內，其他藥商非經許可證所有人同意，不得引據其申請資料申請查驗登記。
新成分新藥許可證核發之日起三年後，其他藥商得依本法及相關法規有關藥品查驗登記審查之規定提出同成分、同劑型、同劑量及同單位含量藥品之查驗登記申請，符合規定者，得於新成分新藥許可證核發屆滿五年之翌日起發給藥品許可證。
新成分新藥在外國取得上市許可後三年內，必須向中央衛生主管機關申請查驗登記，始得準用第二項之規定。
新藥專利權不及於藥商申請查驗登記前所進行之研究、教學或試驗。

在與原廠藥商較勁過程中，我看盡廠商施壓政府、保護自己權利的花招，包括鋪天蓋地而來的媒體反撲，令人搖頭。回想那段時間的談判，確實耗盡了我的精力，但無論如何，這個風雨飄搖、忍辱負重的政府，總算達成藥政管理上的轉型正義，主導這項轉型正義的一份子，我感到與有榮焉。

過去我一直主張落實學名藥政策，讓藥品有取代性，指出這是解決缺藥與健保藥品給付問題的做法。我曾在衛生署科技研究計畫報告提出「健保藥品給付的三個建議案」（容後敘述），加上黃淑英立委緊迫盯著健保政策，前衛生署長楊志良教授聽了簡報十分贊同，很有魄力地在二〇〇九年公告落實藥品三同政策，將同成分、同品質藥品，以同樣價格給付，讓我非常振奮。

別再讓子孫繼續當冤大頭

但可以想見的，此舉再度引發原廠藥商的反彈。他們的說法還是跟過去一樣，永遠是「便宜沒好藥」的思維：

西藥代理商同業公會理事長陳世雄認為……三同政策一旦實施，將只有低價藥品存活，且極可能發生藥物品質下降的狀況，究其原因，是國內醫藥市場長期存在的「藥價差」問題，例如健保給付每顆藥八元，但得標價卻是零點八元，等於醫院獲得八元收入，卻只要付給藥商零點八元。

日僑工商會代表邱榮剛解釋，醫院採購藥品以「價差大」為主要考量，使藥廠極有可能降低成本，以在低價競標勝出後仍能獲利，但品質是否受影響，就很值得商榷。邱榮剛指出，若給付與得標的價差過大，藥品品質又不受影響，代表健保應該降低給付價格，甚至將省下的保費轉為引進或開發新藥，才是真正能改善健保財務的做法。[10]

我必須說，這樣的困擾不是完全沒道理，因三同政策只規範藥價（price），沒有規範藥價的遊戲規則（pricing）。在藥品交易不透明（不用統一發票報價）、健保依藥價基準全額給付的情形下，自由市場買藥的成本壓得愈低，醫院當然賺得愈多。藥商因三同政策被醫院壓榨，必須低價進貨，又被健保野蠻砍價，雙重夾擊之下要絕處逢生就必須支持三同政策，搭配透明的「藥品給付遊戲規則」，不公平的交易方可迎刃而解。

但原廠藥商卻頻頻恐嚇政府，若是他們退出台灣市場，民眾將陷入無藥可用的窘境。問題是，健保長期保護原廠藥價，導致原廠藥商只願意經營醫院市場，基層早就缺藥缺了幾十年。學名藥政策讓藥品有取代，價格的競爭讓學名藥成為買方市場，原廠藥若退出台灣，藥品有取代，民眾不怕沒有藥可用。這才是讓市場均衡化，健康化的正確政策，不是嗎？

二〇〇七年，中央健保局決定調降五千七百項藥品價格，預計可減少六十億元藥品支出，立刻引發藥廠同聲抗議。中華民國開發性製藥研究協會（IRPMA）破天荒以〈病人有選擇的權利嗎？〉為題，在報紙刊登半版廣告向民眾喊話，並公布健保局總經理的電話，呼籲民眾打電話表達不滿。

這些原廠藥商在不滿些什麼呢？

> 中華民國開發性製藥研究協會（IRPMA）祕書長程馨表示，這幾年來，健保局大刀一揮，讓原廠藥物價格整個往下掉，表面上節省健保支出，卻影響民眾就醫用藥的權益，因為民眾付

10〈藥品三同爭議 醫藥界憂降低品質〉，李昀澔，《醒報》，2014/02/26。

了健保費，卻無法知道自己吃的是什麼藥，也無從選擇。

程馨指出，每次健保局遇到這類問題時，總會說國內有替代藥物，影響不大。但病人總有選擇藥物的權利，健保局一波波不重品質、沒有公義的藥價調整政策，已嚴重傷害民眾權益。

原本與健保局保持「以和為貴」的中華民國開發性製藥研究協會，這次為了抗議核價不公平，擺明與健保局對槓，希望營造一股強大的民意，希望健保局不要趕盡殺絕。[11]

我很想問原廠藥商，在美國，學名藥就是學名藥，原廠藥過了智財保護期就是學名藥，生體相等性就是生體相等性（BE is BE），怎麼到了台灣，過了智財保護期的原廠藥還要被保護，而且，相等就不相等了（BE is not BE）呢？大概只有台灣敢這樣教邏輯。若原廠藥商認為學名藥的品質與效果較差，應該主動拿出科學證據出來，而不是直接對外放話，恐嚇政府亦恐嚇民眾。

針對IRPMA在廣告上說「健保局不分青紅皂白將品質優良的原廠藥價格，降至與低價傾銷的學名藥。」等於是把學名藥等同於品質低劣的藥，這是違反事實的說法。當時健保局長朱澤明強調：

> 原廠藥、（學）俗名藥一樣是衛生署核可的GMP藥廠的藥物，代表品質都是一樣的。若是外國藥廠有意見，就請從源頭證實，學名藥真的比原廠藥差，不要這樣放消息。[12]

11〈不滿砍藥價 製藥協會槓上健保局〉，李樹人，《聯合晚報》，2007/08/06。

12〈健保局：新藥價是反映真實〉，韋麗文，《聯合晚報》，2007/08/06。

面對健保財務吃緊的事實，政府在確保藥品品質的過程中去蕪存菁，讓良幣出頭，是必要的作為，卻被媒體渲染成「國產藥品質不良」；政府追隨美、日兩國「學名藥法」立法精神，走入以智財權維繫藥品市場的公平交易，卻被外界指控「便宜的學名藥無效」；政府的三同政策被原廠藥商恐嚇要退出台灣，民眾將面臨無藥可用的危機……

鋪天蓋地的反撲，讓國產藥廠雀躍投入學名藥市場競爭的過程受盡司法訴訟的霸凌。「學名藥法」通過十二年後的二〇一七年，民進黨政府立法通過藥品專利連結制度，就地正法阻擋學名藥上市，容後詳細敘述。這些以負面批評混淆視聽的說法，不僅違背實證醫學精神，亦缺乏企業社會責任。

這些年來，我不斷四處宣說使用學名藥的好處，並沒有絲毫專業的傲慢，只是希望以簡易的道理傳達「追求社會永續，需行之以道」的訊息。

一個公平正義的社會，該用道理服人，而不是放話威脅；一個高度競爭的場域，該追求公平合理的遊戲規則；要求保護，勝之不武，實不足取。我們已經當冤大頭當了幾十年了，難道還要子孫繼續當冤大頭嗎？我希望跟我一樣、固定繳交健保費的同胞知道，大家應該同心協力，促成政府以正確的政策，做正確的事，錢花在刀口上，好為子子孫孫留一條可以安然往下走的路。

天佑台灣！

PART III

翻轉醫藥觀念
破解健保迷思

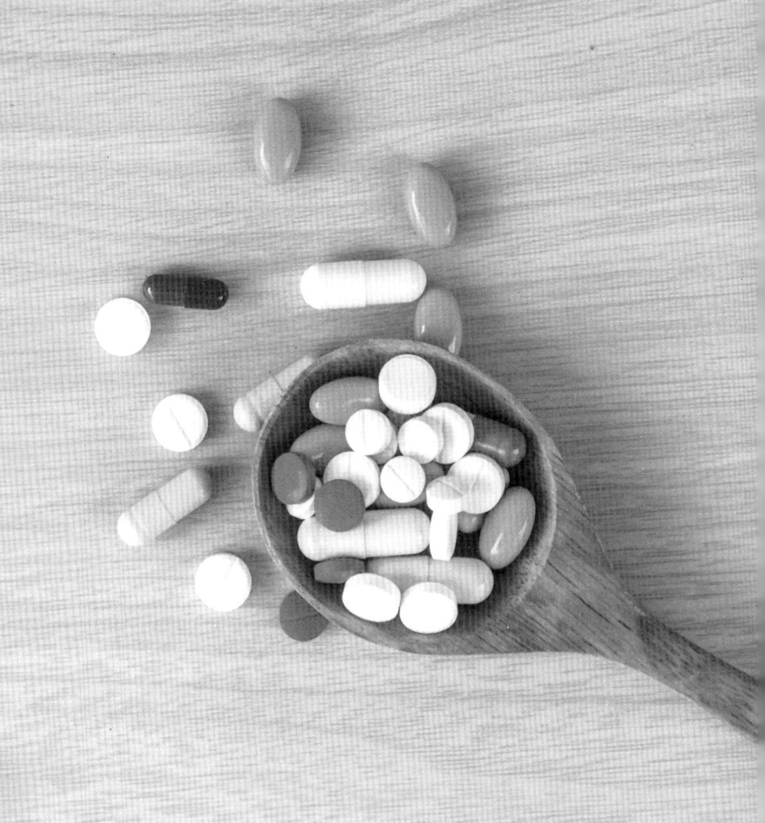

第五章

醫藥分業，病人也有知的權利

「攤販文化」是台灣特有的庶民文化，也有不少民眾以此為傲，認為這代表一種文化旺盛的生命力。但就我看來，攤販文化除了具有方便、廉價等特點之外，也反映了某種簡單而粗糙的生活態度。

小心！醫病關係攤販化……

例如：富麗堂皇的華宅樓下，擠滿了賣泡泡冰、豬血糕及三件一百塊成衣的攤販，住戶的態度從憤怒、無奈到接受，雖說不甚雅觀，但是方便就好。小孩子早上要喝牛奶，嫌沖泡奶粉太麻煩，索性一匙奶粉、一口開水，全部倒進嘴裡和一和，一起吞下去，反正同樣是吃到肚子裡，方便就好。上班族下班之後，隨便在路上買個滷肉飯、牛肉麵或冷凍水餃帶回家裹腹，雖然營養很不均衡，衛生亦頗為堪慮，反正習慣成自然，方便就好。

個人的生活習慣與品味，是屬於私領域的事，我沒什麼意見。然而這樣的文化習慣深入至醫療體系，我實在無法視若無睹。

相信許多人都有這樣的就診經驗：寧可舟車勞頓到遠處找明星醫院，排隊掛名醫的診，然後看五分鐘的病，拿藥師三分鐘調劑的藥。至於拿到的也許藥是剝半使用，病人也不會質疑GMP品質保證就在剝半的時點上被改變了。看病取藥，就地搞定，不必費心，只要方便就好。

看病文化的攤販化，讓我這個藥學家憂心忡忡。

藥與身體的實際互動，藥師最懂

有基本醫藥常識的人都知道，藥即是毒，至於「藥」與「毒」之間的平衡該如何拿捏，如果沒有專業指示，囫圇吞藥，根本不知道會惹出什麼樣的麻煩來。我們平常去市場買菜，或多或少都會問問菜販：這魚是從哪裡來的？新不新鮮？要怎麼煮才會好吃？奇怪的是，醫師不管開什麼藥，都照單全收，不曾質疑，不敢多問，彷彿醫師是知識與權威，開口詢問會侵犯醫師的專業，挑戰他的權威，醫病關係立時陷入緊張。長此以往，多數醫師不主動說明用藥須知，病人也習以為常，不以為忤。

醫療科技與知識發展一日千里，不要說一般人不易瞭解，不同醫療科別也有很大的資訊落差。醫生是治病專家，但藥與身體互動的關係可是藥師的專長，醫生無法取代。何況醫生與病人的知識並不對等，為保障病人知的權利，避免衍生用藥爭議，「醫歸醫，藥歸藥」的重要性，也就不言可喻了。這也就是我向來主張醫藥分業的原因。什麼是醫藥分業？醫藥分業就是醫生與藥師聯手以專業照護病人，但又互相制衡（check-and-balance），以預防用藥風險的概念。

國外的醫藥分業之路

美國羅斯福總統「四大自由」名言之中，人民有「不虞匱乏」及「免於恐懼」的自由，深得我的認同。就醫用藥不虞匱乏，及預防風險讓人民免於恐懼是人權，是文明國家追求的基本價值，美國、加拿大很早就發展出人本的醫療照護風貌：分散服務、分散風險的小眾醫療，以及預防風險的醫藥分業制度。在這樣的體系下，生病找醫師，吃藥找藥師，醫藥分業明確而到位。

美國藥品費用之高眾所周知，他們在醫藥分業體系之下的藥品費用占了醫療總費用的一五%。相形之下，台灣藥品單價比美國低了許多，藥品費用仍占健保給付總額的二五%，這個數據說明了台灣人使用的藥量有多麼龐大。

日本過去跟台灣一樣，也是以藥養醫，養到健保面臨破產的問題。但自從一九八八年實施健保二次改革、落實學名藥政策。在原廠藥變成學名藥後，健保給付價被降至原價的四〇%，它廠學名藥開始加入市場，一方面醫院在價格降低下，因無利潤而開始釋出處方。另一方面因學名藥開始有取代，使得基層醫療不缺藥。同時規定每位藥師一天只能調劑四十張處方箋，一旦超過，健保就不給付，這四十張處方箋以八小時計算，就是十二分鐘調劑一張處方，以及對病人進行用藥諮詢。此外，日本健保規定，藥局來自同一家醫療院所的處方箋，不得高於每日處方總數的七〇%，如此一來，門前藥局吃健保的問題也沒了。[1]

日本健保限定藥師每日調劑量的政策執行至今，二〇一七年醫療院所的處方釋出率達高九一％，全國亦有九七％的藥局加入健保特約，成功完成了醫藥分業。至於韓國更「猛」，二〇〇〇年在醫師團體上街示威抗議的過程中，政府強力主導完成醫藥分業。二〇〇四年台灣主辦APEC藥政會議時，韓國代表問我，台灣醫藥分業了嗎？想到我們醫院〇．六％的處方釋出率，讓我啞口無言，根本抬不起頭來。[2]

走調的台灣醫藥分業

其實藥物使用很像傳遞沙包，從藥廠製造開始，到醫師開處方，藥師

1〈日本二代健保藥事經濟動態文獻〉，Y. Imai, Health care reform Japan, OECD report, 2002。

2〈台灣藥事服務的環境分析〉，梁亦松，何蘊芳，王四切，洪永泰，王惠珀，《藥學雜誌》第二十九卷第一期，pp8-17，2013。

調配，到病人依囑使用，每個環節都必須遵照專業規範，無縫接軌，通力合作，用藥安全才有保障。在這個遞沙包的過程中，病人是唯一的非專業人員，卻是接力賽的最後一棒，若因成本或利潤考量使用大包裝、散裝、分裝、或聘用非專業人員調劑給藥，用藥風險就出現在專業藥師看不到、管不到的地方，倒楣的就是病人。這正是醫藥必須分業的原因。

最理想的專業分工是：醫師診治病人並開立處方，藥師以藥物與身體相宜性的專長，進行用藥合宜性的判斷，透過兩種專業的分工及查核的相互制衡來落實「預防用藥風險」，是醫藥分業的中心思想。病人有知的權利，知道醫師開了什麼藥，處方箋由藥師調劑、提供用藥諮詢、建立藥歷檔，並進行藥歷管理（追查用藥禁忌、藥食物之間的交互作用等），避免開錯或用錯藥，以減少用藥風險。

根據衛生署的說法，台灣在一九九七年便已實施醫藥分業了。然而這個制度從一九九六年七月試辦以來，一路上碰到不少阻力，使得原本立意良善的政策，終究還是變了調。

醫藥分業的髮夾彎

原來衛生署規劃的醫藥分業制度，是所謂的「單軌制」：醫師開立處方，民眾看診後拿處方箋至藥局由藥師調劑，可以知道自己吃的是什麼藥。在「單軌制」下，醫師可請領健保「處方釋出」的差額補助，但無法干涉藥物採購與調劑，如果調劑出了問題也沒有法律責任。這麼做，既可避免醫藥利益掛勾、費用申報不實等問題，也可藉此釐清醫療糾紛的責任歸屬。

沒想到，立意良好的單軌制甫一實施，就遭到極大反彈，醫師、民眾都不支持，至於最大的阻力當然是來自醫師——處方箋不釋出，接不到處方的藥局不會準備好藥品。截至目前為止，全台只有五五%的藥局與健保特約，形成藥學專業教育的浪費。

為什麼醫師不願釋出處方箋？原因很簡單，藥品的利潤很高，向來是醫療院所的「金雞母」，既然掌控了用藥與選擇藥品的權利，自然不願意拱手讓人。

為什麼民眾不支持醫藥分業？因為缺乏預防風險的觀念，到醫療院所看病、拿藥，一貫作業，方便得很，台灣的「攤販文化」在醫療行為上也一體適用。

因為醫界配合度低，民眾也不支持，使得「單軌制」才上路便出現髮夾彎，醫藥分業從「單軌制」，變成了「雙軌制」。

「雙軌制」容許醫師不必交出處方箋，自行聘用藥師調劑。衛生署原以為如此可以落實醫藥分業，事實上，診所由醫師經營，聘請的藥師並非獨立行使專業，嚴格說起來不是醫藥分業。而且診所聘請的藥師常面臨被查緝的壓力，醫師又未釋出處方箋，不能請領釋出處方的差額補助。

於是腦筋動得快的醫師，就在診所旁邊設立「門前藥局」——由醫師出資，聘請藥師進駐，成為人頭藥師獨資經營的藥局，以符合醫藥分業的規定，主管機關很難查到非法事證。診所醫師左手拿處方釋出費，右手賺藥師請領的藥事服務費，兩邊通吃。

醫藥分業是攸關人民生命安全的大事，試想，在處方箋不透明的情況下，民眾如何得知醫師開藥是為了病人、為了自己或是為了藥廠？如果醫藥無法真正分業，藥師為醫師所聘，成為雇從關係，藥師又怎麼敢質疑醫師的決定？醫藥分業不徹底，政府公告實施醫藥分業迄今二十年，這樣的畸型發展卻成了常態，孰令致之？

第六章

從以藥養醫到永續健保

常有朋友問我：「為什麼主張醫院要釋出處方箋呢？如果上一趟醫院看完病，還得跑到別的藥局拿藥，實在太麻煩了！」

處方箋為什麼這麼重要？

這個問題，可以分為幾個部分來討論。

第一，事關病患的權益，處方箋釋出可以解決家庭困境。

我父親生前有高血壓，服了幾十年高血壓藥，即使醫師開立的處方都一樣，社區藥局也領得到，他老人家還是寧可定期從中壢搭車、換車到台大醫院，也不願到厝邊診所或社區藥局看診拿藥。我擔心他舟車勞頓，也擔心時常進出醫院感染病菌，把他接到台北同住，將他的慢性病處方箋交由社區藥局處理。起初藥局沒有足夠的藥量，確實造成一些困擾，但過了一、兩次，藥局已摸清楚父親的用藥需求，也知道我何時會去拿藥，早早便把藥品準備好，只要我下班先繞到藥局拿藥再回家，一點都不麻煩。此外，藥局還主動替父親建立完整的藥歷，若是有重複用藥或藥物交互作用，會主動與開立藥方的醫療院所聯絡，降低重複用藥的風險。這對病人來說，當然是莫大的保障，父親開始有了家庭藥師。

第二，持慢性病連續處方箋到藥局調劑可以省錢。

一般來說，慢性病患到醫院看病，一次可以拿二十八天的藥。持一般處方箋者必須每二十八天掛號一次，看三次就需給付三次掛號費及藥品部分負擔費。醫院可以開立並釋出三個月（八十四天）的慢性處方箋，病患只需負擔一次掛號費，省去看診掛號、診察費自付額及藥品部分負擔費。以每張處方箋開立一千二百元的藥價估算，如果拿二十八天以上的藥，平均一年可以省下四千四百八十元，全民一年則可以省下三百億元的醫藥費，何樂而不為？

第三，健保採總額給付，醫院提高慢性處方釋出比例，可以減少病患數量。

如此一來，每位病人能分配到較長的看診時間，醫師診察費也能提高，這對民眾、醫師、健保局、衛生署而言，絕對都是多贏。

照理說，醫藥分業的目的是預防用藥風險，消費者是最大的受惠者。但這個制度在台灣實施了二十年，民眾仍搞不清楚，以為只是醫師與藥師搶健保大餅的利益糾葛，與他們無關，甚至覺得看病、拿藥一次搞定很方便，何必生病看醫師，吃藥找藥師，實在麻煩。

倒退嚕的藥政措施

事實上，醫藥分業與民眾的關係可大了。醫藥分業可讓不合理的用藥減至最低。試想，若是沒有醫藥分業，有哪個醫師不想多開藥？有了醫藥分業，有哪個醫師會笨到多開藥，好讓藥師去賺錢？保險精算師也知道，唯有醫藥分業才能合理的支出藥費。

此外，醫藥分業不到位還會造成基層醫療體系萎縮。民眾猛往大醫院跑，不願在基層診所看病，視病猶親的醫生不見了；大醫院不釋出處方，社區藥局沒有處方，不跟健保特約，也不會備藥，藥商不到社區鋪貨，民眾也拿不到藥，只好又往大醫院跑。

過去衛生署為落實醫藥分業，要求醫師釋出處方箋，不只醫師公會揚言退出健保，藥界內部亦暗藏拒變激流，協商多年未果而改採診所亦可聘藥師調劑的「雙軌制」，沿用迄今。雙軌制畢竟不是醫藥分業，為了降低雙軌制既存的弊病，又公告「處方釋出費」，鼓勵醫師釋出處方，落實醫藥分業。此一措施造成診所借殼開業的「門前藥局」如雨後春筍般出現，賺取處方釋出費，讓衛生署很頭痛，只好玩起「警察捉強盜的遊戲」。二〇〇六年衛生署再次修正，公告健保「取消處方釋出費，提高診所調劑費」，等於是為了遏止「門前藥局」而讓違背醫藥分業的「雙軌制」走上定型化的道路。

眼見醫藥分業遙遙無期，我忍不住投書媒體，抨擊這是本末倒置的做法：

先前讓眾人擔心的事……終於發生了！我指的是衛生署公告

取消處方釋出費，鼓勵診所自行配藥，處罰民眾拿處方到藥局配藥的反醫藥分業政策。……醫藥分業本來就具有科學及風險管理的理論基礎……有為的政府本應落實這個預防風險的監督機制。然而，當今的政府為保障少數利益，趁著社會紊亂之際，就在健保用藥這件事上走回頭路，修改政策，試圖找回醫師馬首是瞻，藥師小妹化（大醫院藥師一天配五百張處方是常事）的封建體系，讓用藥賣場化、反人權化、反消費者保護。這樣的政策，正是醞釀人民用藥風險的溫床。[3]

這篇文章刊出的同一天，全國幾百名藥師身穿藥師袍，手舉標語，在

3見〈藥政措施倒退嚕〉，王惠珀，《中國時報》，2006/07/13。

颱風席捲全台的強風豪雨中高喊著「衛生署長侯勝茂下台」，抗議衛生署置醫藥分業的既定政策於不顧，並按鈴申告衛生署長及健保局總經理瀆職。

藥師公會全聯會理事長何榮生說，台灣藥品使用量是美國的六點六倍，難道國人的腎功能比美國人強？台北市藥師公會理事長連瑞猛則說，健保開辦之初，藥品費用為兩百多億元，現在卻超過一千一百億元，成長速度實在驚人。其中為賺取處方釋出費和調劑費，診所自設門前藥局從健保領走的錢，根據統計至少十六億。

全聯會說，七月一日起健保局取消醫師的二十五元處方釋出費，診所自聘藥師則從過去每張處方箋可獲得二十一元的調劑費調漲為三十元。此雙重優惠之舉無異是鼓勵診所自聘藥師，走醫藥分業的回頭路。[4]

幾百名藥師的抗議，終究抵擋不了政府的決心。「取消處方釋出費，提高診所調劑費」之舉影響的不只是基層診所，連醫院也從中得利。果不其然，健保資料顯示，醫院（非基層診所）慢性處方箋的釋出率不升反降，從二〇〇五年的〇．六％，降到二〇一〇年的〇．四％。政府的措施無疑是在用政策宣示——台灣不會走上醫藥分業的道路，是造成醫療集中化、極大化的引擎！

4見〈刪處方釋出費，「鼓勵A健保」〉，陳惠惠、魏忻忻，《聯合報》，2006/07/12。

犧牲民眾用藥安全，只為數字漂亮？

「藥師每日合理調劑量」制度可導向處方分散化，藥事服務均質化，落實醫藥分業，在日本、韓國已行之有年，對我國無疑是一種同儕壓力。為了回應藥界的壓力，衛福部不知道哪根筋不對，二〇一二年宣布實施「調劑量月結制」。

「調劑量月結制」不是「藥師每日合理調劑量」。「藥師每日合理調劑量」要求藥師親自執行業務並簽名蓋章以示負責，顧名思義是數人頭制，「調劑量月結制」計算的是處方數：「調劑量月結數」等於「處方數」除以「藥師數」。會玩數字的人都知道，只要提高分母就可以降低調劑量月結值、美化數字。

一般的認知，聘藥師而不執行藥師業務，叫做租牌。「調劑量月結制」等於是鼓勵醫院向藥師租牌（不執行藥師業務或不實際到任執行調劑）。「藥師每日合理調劑量」演變成「醫院調劑量月結制」，與醫院保留九九．六％的處方箋有因果關係，與我國號稱已落實醫藥分業，同等荒謬！

二〇一四年，某醫師立委主張修法開放藥師多處執業。用膝蓋想也知道，讓醫療院所共用藥師，調劑量月結數（處方數除以藥師數）因此降低，數字會變得漂亮，犧牲的則是民眾的用藥安全。聽到這樣的消息，我驚訝得說不出話來。

為了抵制修法主張，全台五千多位藥師及一千多名藥劑生再次走上街頭，譴責此舉罔顧人命，主張醫療院所應釋出處方箋，並呼籲馬英九總統支持「醫藥分業單軌制」。當時媒體記錄了這場遊行的實況：

蘇清泉下台！醫藥不分業，用藥不安全！五千多名藥師及一千多名藥劑生今冒雨走上凱道，嚴厲譴責醫師立委蘇清泉修法開放藥師多處支援，是為復辟「租牌包藥」，罔顧人命，他們呼籲總統馬英九支持「醫藥分業單軌制」，醫師釋出處方箋，讓藥師為用藥安全把關。

在桃園藥局服務的江藥師說，立委蘇〇〇身兼醫師、醫院老闆身分，要開放藥師多處支援卻毫無監督機制，就是要讓多家院所可以共用藥師、節省人力。每間院所的常用藥、調劑環境與程序不盡相同，支援藥師很難短時間上手，拿錯藥、吃錯藥機率大增。他的同事陳藥師也說，未來院所經營者只要在衛生局督導考核時，讓藥師現身，平常是誰在調劑都不知道，沒人為民眾的用藥安全把關。[5]

在長照人力資源欠缺的當下，藥局藥師散居台灣各角落，是可以落實長照，提供在地藥事服務的專業人員，也是幫助政府落實公共衛生的生力軍，幾十年來卻因健保政策成為政府爹不疼娘不愛的空轉人力。台灣有四十五%的藥局因收不到健保處方而未與健保特約，形成專業人才的浪費，就是最好的明證。為了紓解醫療機構人力不足，以及血汗藥師可能產生的執業風險，政府該做的是落實處方箋釋出，而不是開放藥師支援，多處執業，讓藥師「掛牌」合法化。所幸這個修法主張，最後並沒有通過。

5〈醫藥不分業 用藥不安全 藥師上街怒吼〉，邱宜君，《自由時報》，2014/06/08。

藥師合理調劑量是尚方寶劍

限定藥師合理調劑量的基本精神是落實小眾服務、分散風險、蓄積人本照護的能量。

二〇〇四年衛生署在制訂「醫事人力配置」標準時，我以健保資料庫的處方箋數計算藥師的每日合理調劑量，當時健保一年的處方箋三億張，登記有案的執業藥師三萬人，扣除未與健保特約的以及從事非調劑工作的藥師，從事健保特約工作的藥師估計約有一點五萬人。一年以三百個工作天為計算基礎，我建議以六十張為「藥師之每日合理調劑量」，事實上這個數字已比日本規定的四十張要多出五〇%。

到了二〇一四年，健保署訂出給付標準，超出限量的藥事服務費減半給付：醫學中心門急診七十張、區域醫院八十張、地區醫院一百張。

根據健保資料，當時台灣藥師平均一天調劑一百五十張處方箋，以工作八小時計算，則是三點二分鐘調製一張處方箋（日本是十二分鐘）。這樣的數字隱約透露出藥事服務畸型發展的訊息——基層藥局拿不到處方箋，那麼，醫院藥師的每日處方箋調劑量應遠高於一百五十張。

以醫院領藥處的跑馬燈看到的數字除以調劑檯數，藥師平均一天調劑的處方箋數遠比一百五十張要多。我選了一家公立及一家財團法人私立醫學中心，進行藥師調劑量的田野調查，發現藥師平均一天調劑的處方數分別是一百零五張及三百六十五張，比日本的藥師一天四十張高出好幾倍。難怪我們的醫院藥師永遠拚命低頭調劑，除了出錯機率偏高，更無暇對病患進行藥物諮詢，這是在服務「藥品」，而不是服務「人」。

諷刺的是，大型醫院的藥師忙得天昏地暗，全台七千多家藥局，只有五成五（三千五百家）藥局與健保特約，每天的調劑量平均不到十張，形同空轉。國家教育培訓的藥師，淪落到無劑可調，真是無語問蒼天。

我衷心期待醫藥合作，只有建立醫師、藥師及病人互相依存的照護模式才能落實醫藥分業，才能創造三贏。但這三十年來，我們看到的盡是醫界與藥界無止盡的對立內耗，擾擾攘攘，得到的只是減損的專業形象，令我這個藥學教授在國際專業圈抬不起頭，非常沮喪。政府若再拿不出辦法解決醫藥不分業的問題，只是以菁英的傲慢，透過專業的角力，在與醫藥分業政策背道而馳的路上狂飆，比我更沮喪的，應該會是手無寸鐵、任人宰割的人民吧！

二〇一六大選前，民進黨副總統候選人陳建仁出席藥師節慶祝大會時說：「執政後將落實醫院釋出慢性病連續處方箋，並將依健保法規定，處理藥事服務費與藥品獨立總額，且落實醫藥業分業單軌制。」大仁哥現已貴為掌管國家名器的副總統，是否能信守選前的承諾，徹底落實醫藥分業的政見？大家不妨拭目以待。

從以上的狀況描述，我們看不出來醫療照護有走向分散服務，分散風險的趨勢。當我晨運跑過信義路三段時，看見健保署外牆「鼓勵轉診」的招牌從天而降，覺得諷刺，拍下來做紀念。因為我看著就像狗咬尾巴，原地打轉，瞎忙。我們自豪有世界上最好的健保，舉世稱羨，喊口號就會促成轉診？且看日本及我國現狀，日本如何做到分散醫療藥事服務以及促成轉診，可以作為我們的借鏡。

日本做到了，台灣在幹嘛？

前陣子媒體吹捧帶著休閒風的「分子藥局」令人驚豔，應觀光化。藥局星巴克化，提供病人優質的等待空間，在日本巷弄間到處都是，有什麼好驚豔的？台灣哈日，連鄰居怎樣在過日子都不知道，媒體真是井蛙。

二〇〇三年我到東京參訪，星巴克化的藥局隱身於巷弄間，到處都是，成為人民的好鄰居，藥局藥師成為人民的家庭藥師。他山之石可以攻錯，回來後極力提倡以日本的經驗為師，改變藥品給付之遊戲規則可以救健保。但是當年的長官說，藥政處長你不要撈過界，不要對健保說三道四。

但我偏要提醒，金錢會說話，藥費是金礦，占健保總額的二五％（經濟合作開發組織國家OECD為八．一五％，美國為一五％），杜絕以藥養醫才可能落實轉診。[6]

「以藥養醫」曾是日本醫療體系的沉痾，為了救健保，日本一九八八年健保第二次改革時規劃以十八年為期，做到下列四件事：

一、原廠藥過了專利就是學名藥，不再受保護，與他廠學名藥競爭，將藥品導入買方市場。

二、調降藥價差，讓利潤透明化：最終目標要讓原廠新藥在專利期間有五％的藥價差（利潤），專利過期成為學名藥後，與他廠學名藥競爭，一樣享有二％的藥價差利潤。

三、逐年調降藥師調劑量，只給付藥師每日四十張處方的調劑及諮詢費。

四、藥局來自同一醫院之處方不得超過七〇％，以此消彌門前藥局。

學名藥政策是用智慧財產權（專利）來規範藥品的保護與去保護。原廠藥去保護成為學名藥之後，進入自由市場競爭，也改變了健保的藥品給

6〈為二代健保規範藥價遊戲規則導向合理用藥建言〉，王惠珀，《藥學雜誌》第二十七卷第三期，pp2-5，2011。

付。當利潤不再，以藥養醫的誘因不再，誰還要留住處方？於是處方開始釋出。另一方面，學名藥政策讓藥品有取代，也使得基層不再缺藥，社區處方藥局開始復甦，成功扭轉了病人的就醫取藥方式。加上健保給付藥師每日合理調劑量的規定，這個國家才有了分散處方、分散藥事服務的環境條件。於是，醫療體系重新洗牌，集合式醫院的榮景不再，日本全國的醫院處方釋出率已達九一%，投入健保特約的藥局已達九七%。

日本、韓國都做到了，台灣在幹什麼？

狗咬尾巴瞎忙的政府

根據健保資料顯示，醫院處方釋出率倒退嚕（二〇〇四年〇．六%，二〇一〇年〇．四%）。如果連基層診所一起算，處方釋出率三四%，但很多是給了肥水不落外人田的門前藥局。台灣有7-11等超商的地方就有藥局，但四五%的藥局拿不到處方，乾脆不與健保特約，不服務病人，轉服務沒有病的人。跟日本及韓國朋友談到這些，總令人抬不起頭。健保給付的設計本質上就造成以藥養醫，自然促成當下醫療體系集中化、極大化的就醫態勢，怎可能分級轉診，狗咬尾巴瞎忙罷了。

於是，二十一世紀的台灣社會長成這樣：人口老化，生活7-11化（社區化），醫療Costco化（賣場化）。於是社區長成這樣：雜貨店7-11化（服務及品質優化），藥局雜貨店化（專業弱化），而違反醫藥分業的健保藥局門前化。

政府笨得可以。高喊轉診、提振社區醫療照護的同時，二〇一六年十一月公布的長照2.0政策不包括藥事照護，把可以落實藥事照護及公共衛生照護的藥局藥師擺一邊。因為政府說長照是社區行業，而藥師是機構行業（在醫院配藥即可），也就是說在基層／社區拿不到藥是政策，病人本來就該到醫院看診拿藥。

健保藥品不合理的給付方式

台灣健保「便宜又大碗」，舉世皆知，亦造成極大財務負擔，「健保快要破產」的說法不逕而走。幾年前監察委員黃煌雄曾在報端發表過〈永續健保，人人有責〉一文，針對健保總體檢提出看法：

> 健保承載不少的肯定，包括高納保率、可近性、社區醫療群的推廣、整合性門診的施行，以及最能象徵健保社會連結功能的IDS計畫……都讓健保獲得掌聲。但掌聲響起的背後，卻不能不嚴肅面對這幅令人憂心不已的畫面……從開辦之初的兩千多億年度預算……健保與醫療產業已緊密結合在一起……但「健保不能

倒」不僅政府有責任、醫事提供者有責任、作為納保者的國民也有責任，只有當全體人民都有「健保不能倒」的自覺，而備加珍惜，並願共同維護時，健保才有可能永續。[7]

「永續健保，人人有責」這樣的說法，讓我覺得很奇怪。健保赤字是制度使然，人民有什麼責任？事實上，藥品的給付造成以藥養醫及讓健保財務失血的藥價黑洞。醫藥界拿人民的身體拚醫療經濟，其中隱藏的用藥風險則是人民在承擔。賠了夫人又折兵，人民才是最大的受害者，有什麼責任可言？

健保開辦至今，藥品費用從兩百多億元成長至一千六百億元，非常驚

7〈永續健保，人人有責〉，黃煌雄，《中國時報》，2010/08/02。

人。這裡有太多資源浪費及以藥養醫的缺陷，徒讓「醫藥分業」只停留在法律名詞階段，而無法真正落實。儘管現在健保卡已有重複用藥監測，但並無法解決藥價黑洞的問題。

怎麼會這樣？健保藥品不合理的給付方式當然脫不了關係。

我國健保給付機制容許藥品交易資訊不透明，使得藥價黑洞成為制度上的必然，這是合法、但不合理的政策，更是制度性的浪費。如我在前面第四章所指出的，大部分原廠藥已撤出台灣，所謂的「原廠藥」，其實是台灣藥廠代工生產、以原廠藥品牌上市的藥。健保價格的差異逼得國產廠代工製造原廠藥，成為在自己國家為列強服務的殖民地式的產業。

野蠻施政，健保藥價迷思一籮筐

我國健保用藥超過七千種，每年的市場價值超過一千六百億，是兵家必爭之地。其市場的複雜性，管理的難度，甚至爾虞我詐的交易亂象，媒體已多所報導，這裡我就不再贅言。

健保署作為納保人保費運用及管理的代理人，有為納保人看管荷包以及合理使用健保資源的義務。很遺憾的，我們看到太多不合理、不合法的藥品給付亂象，而主管單位一籌莫展，一晃二十幾年。筆者以野蠻施政形容此亂象，應不為過。

亂象來自於健保藥品的不合理「訂價」（price）以及不合理「全額給付」造成的藥價黑洞。健保署焦頭爛額之餘，卻只會頭痛醫頭腳痛醫腳的在財務上打轉，以砍藥價為終極手段。

姑且不論砍藥價合不合理，藥價砍了之後，單價降低了，藥費給付總額還是每年在增加。這讓我們更憂心，因為它顯示的是健保給付政策製造的不公平、不透明交易平台，誘導執業人員開出更多的藥，讓病人拿更多的藥，再丟掉更多的藥（領了藥不用，潛藏著更多的治病風險）。砍藥價恐怕只會製造更多不合理的用藥問題。

「健保是大家的錢，公共資訊是大家的財。」二〇〇五年學名藥立法（《藥事法》第四十條，外加「三同政策」兩項政策），公平競爭也讓藥品往有取代的方向挪移（例如長庚醫院換藥），藥事經濟態勢（廠牌／價格）的改變是好的方向，也是不可改變的事實。執政者是不是該公布「學名藥法」實施之後的政績？

筆者依健保二〇一〇年給付資料計算，前一百個給付藥品，一年就省下至少七十三億，光一味降壓藥脈優錠，就年省十一億。[8]健保署是不是該算一算三同政策每年為納保人省下多少錢？省下來的錢該用來提高藥價以及新藥給付價格，以保障藥品品質並讓病人早日有新藥可用，而不是一味的砍藥價。

在衛生署負責藥政管理時，我深刻體會到藥業市場秩序的長期混亂，不是產品管理或健保財務管理就可以解決的問題。國家健保政策在誘導不合理用藥，常態性製造人民的健康風險，才是最大的問題。二〇一六年監察院邀詢我健保相關議題時，前健保官員說：「藥界利益團體各說各話，吵不出個所以然，所以健保什麼都不能（必）做，只能砍藥價。」

官場話術聽了令人好寒心。如果這不是野蠻施政，什麼才是野蠻施政？

Price、Pricing 大不同

二〇〇五年，台灣公布了以學名藥相關的智慧財產權管理規範《藥事

8 同注6。

法》第四十條之一以及第四十條之二，進而於二〇〇九年落實健保藥價規範「三同政策」：同成分、同品質、同藥價，正式轉型，走入以智慧財產權管理藥品的保護與去保護，但與美國（一九八四年）、日本（一九八八年）等國相比，還是落後一大截。

不過，三同政策只規範了藥價（price），並沒有規範藥價的遊戲規則（pricing）。

一九九七年健保開辦，藥品給付政策的制定者（官員學者專家）膽子很大，卻有勇無謀。我的意思是說，連英文都沒念好，搞不清楚price及pricing的差異，也能制定市場價值千億以上的藥品政策。

Price及pricing雖然都是名詞，price顧名思義指的是價格、單價。動名詞pricing指的是根據某種遊戲規則，某種公式計算出來的價格，這價格跟著公式中的參數及變數而有不同，是一種浮動價格而不是定價（fix price）的概念。浮動價格是自由市場經濟模式管理的ABC，例如我國浮動匯率、浮動油價等都是。

藥價（drug price）與「藥價遊戲規則」（drug pricing policy）是兩個不同的概念。以健保藥價政策為例，中央政府層級的健保署應作為藥價遊戲規則的制定者，設計藥費給付的遊戲規則（pricing），來規範公平交易的機制，將藥品導入自由市場交易，讓相同的學名藥在交易中得到最高的成本效益。

前面第四章提過，美國在一九八四年制定「學名藥法」（即Hatch-Waxman 法案），以專利權制定藥品獨賣（Patent Restoration）以及專利過期成為學名藥後的自由競爭（Drug Competition）規範，作為管理藥品市場秩序之依據。其中Drug Competition又稱Drug Pricing Policy，指的就是藥價遊戲規則。也被多數國家所遵循。

日本為了救健保，一九八八年啟動的第二次改革，也運用藥價遊戲規則將專利過期的學名藥導入自由市場競爭，並制定藥價差（Reasonable Zone, R-zone）讓利潤透明化，健保給付給予獨賣新藥五%的藥價差，給予包括原廠藥在內的所有學名藥二%的藥價差。

很遺憾的，我國健保違背自由市場經濟的原則，曲解藥價基準，把健保藥品的給付弄得像在賣冰淇淋一樣，一個一個藥訂價（fixed price），而沒有觸碰藥品給付的遊戲規則（pricing）。這遊戲規則的不當正是造成藥業市場失序，產業叫苦連天的亂源，而且是讓亂源永續的引擎，根本是自亂陣腳。其實，藥價基準可以只訂遊戲規則，而讓個案價格（price）交給市場機制。

還有，不必以統一發票作為交易依據向健保申請給付，健保即依藥價基準全額給付。這樣的做法無疑提供了醫藥雙方買賣黑箱運作的空間；等到健保財務吃緊了，政府又拚命砍價，讓產業哀鴻遍野，民眾亦叫苦連天。雖然藥價砍了，藥費卻沒有減少，民眾使用藥量增加了，未使用回收的藥品也愈來愈多。這不是很荒謬嗎？

歸納前述種種現象，可以看出藥價政策之亂源起於：

一、只顧醫界觀點，沒有考量如何節制用藥，為納保人節省荷包。

二、健保藥品中的「逾專利保護藥」類別，是對專利過期原廠藥的價格保護，形同讓它們當永遠的長子，享受不該再被保護的價格，違背《公平交易法》第九條。

三、藥品交易不需依據統一發票申報，健保就依藥價基準給付，慷人民之慨，讓納保人當冤大頭。

四、健保署手握政策，本該做遊戲規則的設計者，怎麼去一個一個訂出七千種藥品的價格，再一個一個砍藥價，這不應是中央政府的格局。

二〇〇九年，健保財務入不敷出，當時的衛生署長楊志良教授提議增收健保保費救健保，行政院長指示暫緩，是楊署長的一大挫敗。我於是毛遂自諫寫了「price」與「pricing」的論點給署長。我的論點是：（一）我國已實施PICS GMP，是國產藥的品質保證；（二）國產藥（主要是與原廠藥等效的BE學名藥）提供七〇%的健保用藥，卻只得到三〇%健保給付，表示使用學名藥可為健保省很多很多錢；（三）外資撤廠的藥都是委託國產廠製造的，也就是說國人在吃國產藥而健保在支付高價的原廠藥藥費；（四）鼓勵使用學名藥是美、日等先進國家行之有年的政策，我國健保「逾專利保護藥」類別違背《公平交易法》；（五）中央政府理當制訂藥品給付的遊戲規則（pricing），小鼻小眼的一個一個藥訂價，格局太小了；（六）藥品給付宜以新藥（獨賣）、「BE學名藥」與「non-BE學名藥」三類定價，讓藥品依給付的遊戲規則到自由市場競爭；（七）藥品交易雖免稅，但應納入統一發票管理，讓交易透明合理。

三項建議救健保

前幾年我執行衛生署科技計畫「落實尊重智財與合理用藥的藥物知識經濟政策研究」，提出健保藥品及藥事服務變革的三個建議案。[9] 以遊戲規則建構藥品公平交易的環境可以導向合理用藥。這三個建議案是參考美國「學名藥法」的立法精神，以及日本的健保改革理論，做法非常簡單：

一、落實「學名藥法」。這點參考美國Hatch-Waxman法案，前面已

9 同注6。

有討論，這裡就不再贅述。容我再次提醒大家：同成分同品質同藥價的三同政策，不僅為健保省錢，又因為競爭導向買方市場，讓藥品有取代，可解決長照面臨的社區藥品取得障礙問題。「學名藥法」還可以發揮蝴蝶效應：醫院會因為利潤降低而釋出處方，誘導當下集合式醫療轉型到社區小眾醫療照護，符合高齡社會長期照護慢性病人的社會需求。

二、**制定「藥師合理調劑量」**。健保依藥師簽名認帳的處方品項給付藥事服務費，醫院將因無利潤而釋出處方，讓病人找回社區藥局調劑處方。處方分散的蝴蝶效應可解決病人集中造成的血汗醫護問題。而且藥業市場重新洗牌，基層缺藥的問題亦可迎刃而解。

三、**制定四合一藥品給付公式**（HPW equation，此為筆者設計的公式）。藥品交易以統一發票論價申報，在交易資訊透明化的前提下，依筆者創造的藥費給付遊戲規則（pricing）——四合一藥品給付公式來給付藥費，解決藥價黑洞的問題。

● 四合一藥品給付公式：

【藥費＝採購價＋a%×採購價＋b%×議價差－c%×（採購價－議價差）】

這個公式設計藥品給付的遊戲規則，與浮動油價、浮動匯率的概念一樣，很符合公平交易的精神。健保只依三同政策制訂藥價基準（ceiling price），給付的藥費則以四合一藥品給付公式計算之。這個公式是以藥價基準、買藥價格（採購價）及議價差（醫院與藥商的議價能力＝藥價基準減去採購價）作為計算基礎。公式包括兩部分：第一項採購價（健保依統一發票付給藥商的買藥成本）以及醫院收益（第二至四項健保付給醫院的費用）。

公式的第二項「a%×採購價」是藥事服務費；第三項議價差指的是

醫院買藥的價格比健保訂的藥價基準便宜多少，那麼健保將省下來的費用訂出一個比例b%，以「b%×議價差」作為回饋醫院的獎勵金；為了不讓醫院買藥成本與健保制訂藥價基準偏離太大，本公式設計出第四項「-c%×（採購價－議價差）」扣款數，既不會讓申報藥品因採購價太高而吃掉健保，也不會因採購價過低，誘使藥廠生產違反GMP的藥品。

這是一個「胡蘿蔔與鞭子」功能兼具的藥品給付公式，好處很多：

一、參數b%可鼓勵醫院議價，讓藥價回歸自由市場。

二、棒子參數c%規範藥品價格，當採購價與議價差趨近於藥價基準的五〇%時，醫院的收益最大。健保若要減少對醫療院所的衝擊，可逐年以「縮小胡蘿蔔、加大鞭子」參數的方式，訂定a%、b%及c%參數，讓藥品議價得到合理的分配。

筆者取二〇〇五年健保給付藥品，將參數a/b/c設為一〇%、二〇%

及一〇％，也就是說，健保給醫院一〇％藥事服務費，二〇％議價利得（commission），而只有一〇％的處罰係數，依此公式計算健保的藥費給付額，則前十大藥品可節省四十四億，占藥費總額之四．四％；前百大藥品則可以節省一百七十三億，占藥費總額之一七％。推估下來，即使只處罰一〇％，健保藥費總額都可以省兩百億。[10]

這個公式設計pricing的遊戲規則既簡單，交易程序又透明，三根胡蘿蔔加一根棒子，有賞有罰，一體適用於所有給付藥品，健保局不必再為訂定個別藥價而承擔民代關說壓力。此外醫院可依此公式自行決定買藥價格，從健保得到最高藥品收益，既可讓藥品交易回歸正軌，又可導向自由市場機制。

10〈規範藥價遊戲規則導向合理用藥〉，王惠珀，消基會二代健保論壇，2011/06/11。

二〇〇四年，監察院約詢署長時同時傳喚我，委員對署長說：「王處長這個說法講很久了，很有道理，你們為何不採用？」我聽了，只能苦笑以對。

二〇一一年我發表了學術論文〈為二代健保規範藥價遊戲規則導向合理用藥建言〉後，也寫下通俗版〈以健保政策調醫療結構〉的三項建議案[11]，得到超過四萬筆的轉載；同時在清華大學、台大新聞所、世新公共行政系演講。不屬於醫藥圈的社會學家們，也普遍贊同我提出的三建議案可造成蝴蝶效應：促成就醫行為改變、促進轉診、分散醫療藥事服務。但同時，大家也問：衛福部知道什麼是對的，為什麼不做？

有公視記者問我：「你這個講了十年了，為什麼都沒人聽？」你問我，我問誰？該問的是參與公共政策的菁英和既得利益者吧？

11〈以病人身體拚醫療經濟，健保危矣〉，王惠珀，《中國時報》，2012/10/17。

PART IV

台灣的醫藥教育與高齡未來

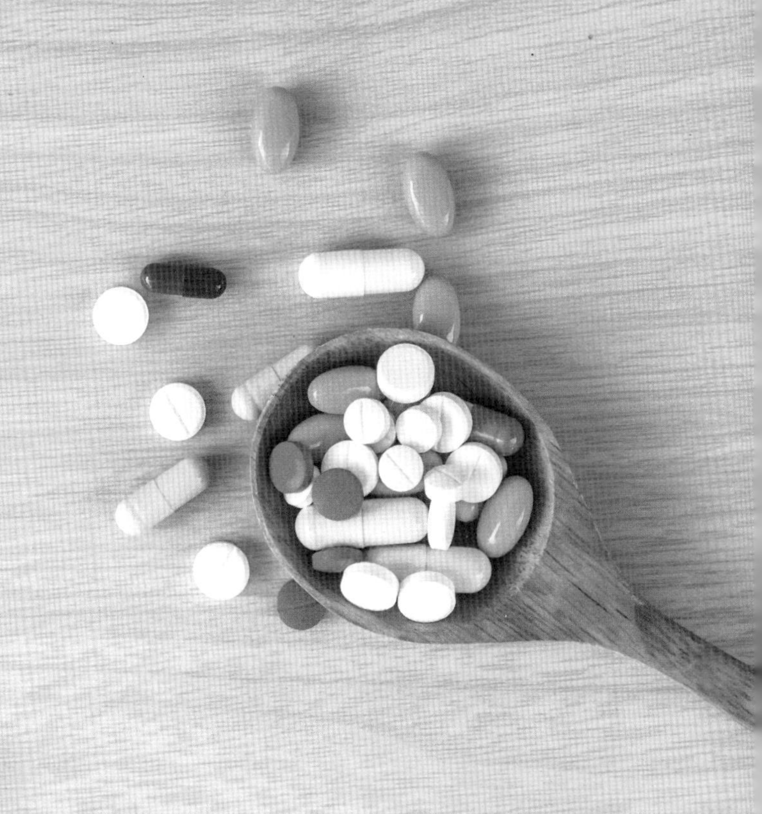

第七章 入世的藥學人

猶記二〇〇二年李明亮署長找我去面談，徵詢我是否有意願進衛生署主導藥政的時候，我自忖，我做我的教授，不一定要做官，李署長也不一定會用我，但這是我可以單獨向最高長官陳述「台灣該要建構人本藥學環境」的機會。於是我說：「署長，我們的產品管理已上軌道。但衛生署不能只做產品（medicine）管理，要做用產品（medication）的管理。」我告訴他，如果到藥政處服務的話，我想做人性化的用藥環境建構。

李署長從書架拿出一篇〈我的醫學人文觀〉，當下我就知道，該準備到衛生署上班，準備去做一些對的事情……

從驕驕女到入世的知識份子

回想我年輕時選擇藥學系就讀，多少是因虛榮心使然，但真正心態是個性害羞內斂，存著接觸人群的事能免就免的心理。在單純的科學世界裡，可以遠離複雜的人際關係，既安全也符合社會對女性的期待，相信這是許多人的共同心理。所以四年藥學科學教育下來，我成為台大畢業的驕驕女，坦白說，科技百分百的自我感覺十分良好。

沒想到赴美求學、工作以後，對於藥學這門學科，有了完全不同的想像及境界。

首先，我體會到藥物科技發展的重要性遠遠超出我的預期。有人類就有疾病，有疾病就需要藥物。回顧歷史，二次大戰時傷亡慘重，抗生素為藥廠賺進大把銀子。戰後軍人返鄉的嬰兒潮，讓避孕藥成為藥廠的金雞母。經濟榮景復現之後，競爭與壓力接踵而來，安眠鎮靜劑及精神用藥成為市場寵兒；經濟提升帶來的富貴病，引來心血管及糖尿病的藥物需求、環境汙染帶來的抗癌藥物的需求、交通便捷讓傳染病毒無遠弗屆，以及飽暖思淫欲帶來抗病毒藥物的需求，在在說明藥物科技的重要。

在美國藥廠工作的經驗讓我瞭解，「製藥工業」是國家的命脈。二〇〇三年SARS來襲，政府在找抗病毒藥找得焦頭爛額時，我真正體會到「製藥工業」是國防工業，很高興自己選擇藥物科技作為終身事業，也很幸運回到台灣，在投入新藥開發研究二十年、取得三十幾項專利後，又有機會進入公部門主持藥政，也很有信心將先進國家的製藥經驗，帶入台灣的藥政管理。

令人遺憾的是，在深入瞭解藥界生態與市場秩序後，我像個洩氣的皮球，再也樂觀不起來。政策要求GMP藥品的品質愈來愈高，健保藥品的給付卻愈來愈低，至於保護原廠藥政策造成不公平交易，更成為國家製藥工業發展的致命傷，讓國產藥廠有如淹水待救的產業。有鑑於此，我將制定「學名藥法」，以智慧財產權管理藥品，建構公平交易環境，作為在藥政處進行轉型正義的首要命題。只是如此入世的想法，一直很難得到社會的共鳴，而我相信原因出在教育。因為，在科技獨大的台灣，教育者養不出能從社會學思考科技發展的知識份子。

生命科學中的人文素養

我很感謝過去在密西根大學全人教育的環境，接受過幾年多元教育與跨域學習，讓我的思想與觀念產生極大的蛻變。

我是一九七五年到密西根大學讀書的。出國以前科學與專業是我的一切，到了密西根大學，少了台灣（尤其是醫界）封建及階級意識罩頂，終於聞到自由的氣息，品嘗到知識解放的甘甜，尤其接觸到大學不分系的教育洗禮，才知道自己二十四歲的腦袋少裝了一拖拉庫叫「博雅」的東西；受到朋友氣質的薰陶，才知道什麼是叫知識份子。

密西根大學的藏書甚多，光是亞洲圖書館的中文藏書就有五十萬冊，正史、野史，還有一大堆批判政府的書報雜誌，讓向來「乖乖牌」的我跳脫了既有思想的框架。我在無涯的學海裡探索了好幾年，享受著沒有恐懼，不受束縛的「雪夜閉門讀禁書」的樂趣，最終成為自由主義的追隨者。

欣賞薩伊德的宏觀、入世

有一天，我讀到自由主義大師、哥倫比亞大學比較文學教授薩伊德

（Edward Said）的扛鼎之作《東方主義》（*Orientalism*），受到很大衝擊。該書談的是有別於西方文化的阿拉伯世界，讓我驚覺原來「中國文化就是東方文化」的思想有多麼狹隘，而這種自我感覺良好的民族性，就跟井底之蛙一樣可笑！

薩伊德不論談文學或歷史，都可以投射到當前的世界局勢，他既宏觀又入世的人生觀，更深深吸引著我。因為宏觀，所以把自我的那部分收斂起來；因為收斂，所以謙卑；因為謙卑，所以服人。我想，這是他著書立說影響世人，成為自由主義精神導師的原因吧！薩伊德的宏觀與入世對我產生很大影響，是豐富我生命的另一個軸線，是科學與藥學專業無法帶給我的人生觀、價值觀與生活態度。

若干年後，薩伊德的自傳《鄉關何處》出版，道盡他個人奇特的成長背景與身分認同的矛盾，讓我大為驚豔。薩伊德是阿拉伯人，有著阿拉伯姓Said，信奉伊斯蘭教；出生在黎巴嫩，因逃避戰亂從小就跟著父母拿著美國護照，移民埃及；在開羅念英國教會學校，還取了個基督教名Edward；長大以後到美國念哈佛大學，在哥倫比亞大學擔任英美比較文學教授，講學著述成為全球知名的自由主義的大師。該書原名 *Out of Place*，意思是「局外人」，台灣翻成「鄉關何處」，我覺得若翻成「渾身不對勁」，更能點出薩伊德身世的矛盾，認同的矛盾，一輩子飄泊異境、成為思想領導者的偉大。

逆水行舟，堅持人本藥學

我的文學造詣不算深厚，作為從事醫藥專業的科學家，透過大量閱讀薩伊德等大師的作品，汲取了充沛的人文養分，終於知道人道（humanity）、自律（disciplinary）、自由（思想解放）是自己想追求的人生。而這種宏觀、入世的浪漫情懷，就在生命科學與自由主義的糾纏中自然成型，讓我回國之後擺脫產品藥學，落實「人本藥學」而逆水行舟、匍匐前行了三十幾年。

為什麼我必須逆水行舟、匍匐前進？問題出在我們的教育教出不會自省、自我感覺良好的菁英，政治上從藍擺盪到綠，從「大中國主義」擺盪到「被中國迫害妄想症」，專業上階級、行業切割、對立了幾十年，菁英改用嘴巴及拳頭治國誤國，成為台灣擺脫不掉的宿命。

教育向來是個弔詭的主題，沒人喜歡談，只要談起來，又似乎人人都是專家。但我們真的知道教育的重心與方向嗎？教育的目的是幫助學生順利進入職場，還是形塑學生具有整全（integrated）的人格，以儲備未來的競爭力？

就如二〇一六年史蒂芬．史匹柏在哈佛大學畢業典禮演講所說的：

「歷史是人生的導師，是社會穩固的基石，進化的引擎，更是文明的養分；而文明社會的形成，靠的是家庭、基礎、大學、社會教育，以及先知帶動社會，形成共識。」我很感謝密西根大學讓我成為思想解放，懂得自省的知識份子，讓自省與批判成為我終生的習慣，就像美國學者薩根（Carl Sagan）說的：「我保證使用我的批判能力，發展獨立思想；如果做不到，我會接受教育，學會獨立思想自作判斷。」

教育關係著人們如何主動與環境互動，在實踐中產生有意義的智識成長，而文學、哲學、科學是智識成長的引擎，而不是彼此互不相干的平行世界。畢竟人與世界互動產生的問題，是包羅萬象的。

在美國求學追尋知識與生命意義的經驗，讓我對高等教育有了新的認知，瞭解為何博士要稱為「哲學博士」（Dr. of Philosophy），因為它代表在多元思考及跨域學習的環境過程中，才能產生具有哲理思考能力的高等教育人才，而不是培育只專精於個別領域的佼佼者而已。

生命科學應是科學與人文的對話

以生命科學為例，它不是課堂要教、考試要考、拿畢業證書要修，考專業證照要讀的學問而已。生命科學是科學與人文對話的學問，就像「chemistry」這個單字一樣，不只是一門要上課，要考試的學科而已，它是一種「行為學」的境界。所以，男生女生來電叫chemistry，抗氧化劑吃下肚跑哪去做怪了，是chemistry；喝酒會不會影響藥物的表現，是chemistry；紅麴會不會改變降血脂藥的表現，是chemistry。

美國的教育者深信，與其將十八歲的大學生限制在某個特定專業領域學習，不如提供更具廣度的全人教育（general education），經過幾年的摸索，再決定主修領域，有廣闊而多元的視野更能展現其社會競爭力。他們高等教育的精神是「先談教育，再談專業」，這點我十分認同。

以密西根大學為例，大學部不分系，文、理、法、醫、工、農系別只是行政單位，而不是求取知識的框架，學生都是混在一起上課，所以他們都說自己「主修什麼」，而不說自己「念什麼系」。學生可自行規劃知識學習的途徑，只要滿足不同學程要求，就能拿到該主修學程的畢業證書。當然在這種制度下，大學教師必須輔導學生進行多元化選課，他們的角色非常重要。

每位學生都可善用跨領域的學習工具，激發跨科系的知識火花，主修藥學的學生，也可選修經濟、法律、材料、遺傳或財務管理，畢業後可以做執業藥師，也可以走製藥或醫療器材的研發、製造與銷售，或成為健康保險財務精算師、生技製藥專利工程師，選擇多元而豐富。

開放的學制，讓人跳脫框架式教育的緊箍咒，及早養成自主學習的態度，以確認個人的性向。這裡沒有同班同學，只是碰巧坐在同一課堂的同儕，同年齡之間的知識訓練充滿異質性，透過這套通識化、跨領域化的教育體系訓練出來的學生，出路也充滿了異質性，不像軍事訓練複製出來的畢業生，什麼都一樣。

全人教育，藥師一定要走入民間

台灣教育部揭櫫高等教育的內容是「博雅」（liberal arts，亦即人文、通識與素質教育），目標是培育學生觸類旁通的多元思想。但在我看來，這個觀念在醫學及藥學教育裡並不存在。

我的學術同儕普遍認為，教育以傳授專業知識為目的，特別關心學生進入特定產業（例如考照）的技能，主張「愈貼近市場與企業，愈成功」的業績式想法，這也是當代高等教育行政實務的主流。在這樣的教育體系裡，學生只是知識的接受者，他們的心智是被壓抑的，這無疑是把人類存在的意義，降格到「非人」的層次，其本身便難以稱之為「教育」。

醫學教育獨尊專業的缺失，已讓有識之士開始思考「先全人、後專業」的教育轉型。令我印象最深的，是已故的黃崑巖教授。黃教授對台灣醫學教育與通識教育、醫學人文有十分精闢的論述，他曾說：「醫學與人文是平行而相輔相成的，沒有人性的醫學教育（dehumanized medicine），只能培養治病的醫匠，而不能培養治病人的醫師。」他進一步指出：

> 通識教育應幫助學生鞏固全方位的治學基礎，也要為學生培養對人文的感受性與敏感度。它更應該協助學生發展自我學習的方法與習慣，以求畢業後能在知識與智慧方面繼續成長。它的內

容應以「人」為主題，才能厚植仁愛精神。在這個大體結構之下要為醫學生發展更多、更多元化的文化「受體」，則醫學生應在醫學系畢業之前在下述各層面有所接觸與涉獵。[1]

藥學教育也是如此。藥學固然是一門專業學科，本質上是跨領域的專業，就業領域除了執業之外，涉及產業界、公共衛生與公共政策。但我們藥學教育崇尚科學，只看到專業的獨特性，而忽略整合其他知識的重要性，既不支持、也不關注公共議題，在這樣缺乏人文素養的教育氛圍下造就的畢業生（尤其哲學博士），只能以管窺天，無法培育出具有社會關懷，有能力介入公共政策的人才，反而弱化藥師的能力與社會影響力。

1〈把「人」帶回醫學——談醫學院的通識教育〉，黃崑巖，《通識教育季刊》第三卷第三期，pp1-16，1996。

當前藥學教育亟需要的，是翻轉既有的教育思維，以全人教育培育擁有宏觀的視野與入世的態度、走入社會的藥師。我曾引用余秋雨「體驗社會是無限的浪漫，可以讚賞別人的好，可以讓別人分享自己的好。」這句話，作為學生導讀社會藥學、走入社會的心靈雞湯，因我深信，藥師一定要走入民間，與民眾對話，才能贏得藥師的專業尊嚴。

我在台北醫學大學任教時，曾撰寫〈藥學科技人的人文觀〉送給甫進藥學系的學生，當中是這麼說的：

年輕時候的我選擇進入藥學系，是基於進入理科的微觀世界，不必接觸複雜的人群，既單純又安全。四年下來成就了藥物科技（pharmaceutical sciences）的訓練，坦白說還相當引以為傲。不過，隨著專業的成長，我的想法變了，我覺得用藥是一門行為科學，是一門具有人文色彩的行業，是一門科技與人文對話的行業。未來四年，你（妳）如果以行為科學的思維來學習，會發現藥學真是一門好玩的學問。

四年當中，你會學到整個身體是個活生生的極其複雜的社會，學習時你如果將藥物擬人化，會發現化學、生物、數學等基本科學都變得活蹦亂跳，念書一點都不枯燥。你學習時如果將藥物與身體的夥伴關係視為人與現實社會的互動，會發現成就一個藥物，就像你過關斬將出人頭地考上北醫大一樣，藥品的肚裡乾坤真的很厲害，當藥師真的很有學問。

最可喜的是，藥物與身體互動的學問雖然高深，擬人化的思維卻可以讓藥學知識生活化、通俗化、普及化，在你成為藥師走入群眾時，使用民眾的語言，運用周遭生活百態來詮釋藥學知識，拉近你這位藥學科技人與消費者的距離。畢竟，科技最終還是要服務人群。

藥學不只是藥物的科學，更是注重人道、倫理及行為風險的知識；而藥學教育則應教導學生不論是選擇執業或身處產業鏈，都必須從人本的高度來思考，否則將失去專業的尊嚴與堅持。我想，這是所有教育者都不樂見的後果。

在科技獨大的現代版封建學術體系中，要提倡人本的藥學理念，有如逆水行舟一般困難。但以我對藥學的忠誠度，就算逆水行舟，我也希望教育出入世的、具有人文素養的、能進行科技與人文對話的藥學人，成為消費者合理用藥的守護者。如此，我們在與用藥有關的健康照護上，或許還有點希望。

六年藥學教育學制的迷思

美國的教育者認為，有全人教育背景的學生才具有照護人的本事，規定必須擁有藥學專業博士（Pharm.D）的資格才能照護病人。這些學生通常是大學畢業後進入專業學程（post graduate program）攻讀四年，才能取得藥學專業博士的學位，而這樣的學制，與大學畢業才進入醫學系取得MD是基於同樣理念：先學做人，再學醫。

目前國內已有醫學教育專家認同這樣的教育理念，開始思考醫學教育應招收大學畢業生，而不是讓十八歲的高中畢業生直接進醫學系念書，就是這個道理。

然而最近幾年，有部分人士以「日本實施六年藥學教育」為例，主張國內藥學教育應改制成六年。眼見各大學藥學系亦紛紛改弦易轍改為六年，著實讓我憂心不已，藉此說說我的想法。

日本實施六年藥學教育，有其時代背景與社會脈絡。前面我曾提過，日本在一九八八年進行二代健保改革以後，「以藥養醫」的商機不再，醫院開始釋出處方，帶動全國基層社區藥局的復活，卻發現藥師的臨床訓練不足，才啟動了六年臨床藥學教育。

反觀台灣醫院的處方釋出率低，基層醫療積弱不振，加上制度未落實醫藥分業、分散藥事風險的規劃，藥師照護病人的前景並不樂觀，習得六年藥學教育後，需要藥師照顧的病人在哪？未考量國情與制度，橫向移植他國教育到客觀條件尚未成熟的台灣，這種沒有做教育投資分析就率爾執行的教育改制，不是改革，只是橘逾淮為枳的軍事化教育。

此外，在集合式醫療為主流價值的國內現狀，「臨床藥學」被扭曲成「醫院藥學」，藥師在醫院只做服務藥品、而不是服務病人，做了幾年以後，會不會像四十年前的我一樣，因不願當血汗藥劑師而逃離台灣？

六年藥學教育只會成為藥師在醫院取得菁英門票的敲門磚，而不是成為庶民藥師的培養皿，這是教育資源的浪費。我在〈全人教育是藥學教育制度改革的前提〉一文中說：

藥學教育提供的不應只是科學，而是知識經濟的系統性風險及體系管理（社會學／健保／流病／藥事經濟）等整合性教育思維，國內藥學教育提供者卻……迷信十八歲綁到二十四歲的教育就可以培養出對社會有影響力的藥師。具有哲學博士（Ph.D）名器的教育提供者應該被教育，只談臨床太狹隘。沒有宏觀的理念是不能做教育規劃的。[2]

托爾斯泰說：「人文是在地的、深化的、入世的；走入社會是一種追

2〈全人教育是藥學教育制度改革的前提〉，王惠珀，《藥學雜誌》第二十八卷第一期，pp7-10，2012。

求、一種享受、一種浪漫。」藥學知識的存在是為了服務社會，若藥師無法貼近民眾，直接照顧老弱殘疾，只是降低藥學存在的意義與價值。

社會藥學的具體實踐

若要改變醫療教育只重科技，不重人本的現象，還是得從教育著手，而全民教育是個可以切入的方式。因此，當我有機會進入衛生署主導藥政時最想做的，就是與李明亮署長的約定：「建構人性化的用藥環境」，將產品管理轉型到風險管理的層次。

那時黑名單才剛解禁，保釣先驅林孝信先生回台催生社區大學。藥政處趁此機會以社區大學為平台，開啟「全民用藥教育」計畫，把我的老師、台大藥學系陳瓊雪教授請出來，號召五百位藥師到社大指導銀髮族如何正確用藥，讓藥師直接與民眾對話。

那段時間，林孝信先生的社大開到哪裡，陳教授的螞蟻雄兵就在那裡出現，授課地點遍及全國，最高紀錄每天晚上在全台六十個社區大學，都可看到這群藥師的影子。根據統計，當時參與「全民用藥教育」的民眾十分踴躍，最高紀錄曾高達八千人，還有比丘尼特地下山來聽課。課後教學評估顯示，銀髮族對藥師的專業能力高度肯定，對藥師照護也表達了高度的期待，讓整個團隊受到很大鼓舞。[3]

陳教授是「藥師智慧媽媽」的典範，從此被暱稱「陳媽媽」。她進一步把藥師帶入了傳播界，在地下電台猖獗的年代，不論是電台、電視等各種媒體，都聽得到藥師苦口婆心、奉勸民眾別亂吃廣告成藥的聲音。日後陳媽媽將在社區大學授課時蒐集來的問題集結成冊，出版《用藥安全手

3 分別見Perceptor Training Workshops Facilitate Quality Experiential Programs in Pharmaceutical Primary Care, YF Ho. HP Wang KCS Chen Liu, YW Tang, YH Wen and TC Wang, J Med Edu . Vol 21 (4), 148-161, 2017；《我不是教你詐——醫療真實面》，劉墉，時報文化，pp285-286，2007。

冊——600題醫藥常識快問快答》、《小藥丸大學問》等書，深獲好評。我們把陳教授的成果，包括講義及CD送給立法委員，成為選民服務的最佳利器，藥政處預算也跟著年年加碼，三年的成長率達五三%。

經過三年努力，這個由景康藥學基金會負責承辦、讓藥師與人民搏感情的社會運動，獲得教育部「社會教育有功獎」，藥政處也因推動「總體營造藥事服務環境」計畫，包括社大用藥教育、小六生無藥的青少年教育、社區藥事服務認養、監測違規廣告的社區藥局「社區媽咪的眼睛」等，得到行政院「參與及建議制度獎」。如今藥師開始從調劑檯後的服務藥品，逐漸走到檯前服務病人，積極介入戒菸防治、愛滋針筒回收、健保高診次病人輔導與長期照護計畫，與當初藥政處積極推動藥師入世所建構的能量不無關係。

有一年，我在世界藥學會（FIP）發表這個社會藥學教育成果，令國外學者讚賞不已，直呼在美國也做不到這樣的社會運動，我幽默回應：「美國人生下來就醫藥分業了，不需要社會運動。哈哈！」當時有加拿大學者擔心我的處境，問我是否承受到來自醫界的壓力？我亦瀟灑回應：「當然有啊，所以我隨時準備捲鋪蓋走路！」沒想到他的話一語成讖，過不了多久，我就被政府趕下台了。但無論如何，我十分感謝李明亮署長給我機會，讓我促成藥師走入民間當個真正的藥師，實踐「人本藥學」的普世價值。

回顧過去陳媽媽這個「非典型教授」默默投入社會運動所鋪出來的路，搭起藥師與民眾搏感情的橋，讓我這個「非典型公務員」實踐社會藥學的理想，實在是感慨萬千。雖然我們的訴求不見容於當時的民進黨政府，但民眾卻予以高度肯定，根據社區大學做的民調，藥師的信賴度達到九七％，而藥師的被需要性則達到了九五％。可見民眾是站在我們這一邊。二〇一五年，我們稱之為「陳媽媽」的陳教授獲得國家醫療奉獻獎時，已是八十高齡，這是代表藥師「以媽媽的心在愛台灣」的驕傲！

附帶說個小故事。當年社區大學推展「全民用藥教育」時，我到社大授課，有位銀髮學員抱怨說：「SARS一來，嚇得我們不敢進醫院，到社區藥局又拿不到藥，你們藥局在幹什麼？世界末日到了，你們官員有想到人民的痛苦嗎？」

我想了想，心一橫說了個故事：我煮好飯，孩子拿起電話叫披薩。叫披薩的事一次、兩次的發生，我再也不煮飯了。有一天孩子回家說：「媽媽，你怎麼沒煮飯？這樣我沒飯吃呀！」我說：「活該，自己去叫披薩！」然後我對那位學員說「同樣的道理，藥局在你家旁邊開了幾十年，你從來都不用。藥師不會當傻瓜，備妥所有的藥等你，因為沒人光顧，藥擺在那裡也會壞呀！等你需要的時候，到藥局買不到藥，活該！」

銀髮學員聽了啞口無言，我終於替曾配合國家政策，認真想落實醫藥分業的「藥師媽咪」出了口氣。

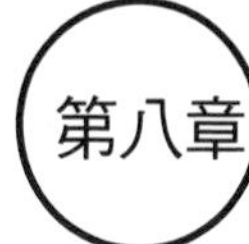

邁向高齡社會的醫病新思維

一九八〇年代，我在美國密西根州的Warner-Lambert/Parke-Davis藥廠研究中心工作，跟著猶太老闆Dr. Leslie M. Werbel從事WHO的抗瘧疾新藥研發。因我計劃回台，想返校取得博士學位，就向老闆辭職了。

當時藥廠擬轉型開發抗癌新藥，計畫把這個WHO計畫讓渡給大學，幫助大學度過一九八〇年代能源危機所產生的財務困窘。Dr. Werbel未准我辭職，讓我領藥廠薪水在密西根大學完成學位，他以教授頭銜擔任指導教授，還讓藥廠因我身為東方人及女性的雙重少數族群身分，得到落實無歧視政策的美譽（Non-discrimination policy），亦創造了大學、藥廠、Dr. Werbel及我個人一舉四贏的局面。我作為先鋒，開啟了大學與藥廠往後三十年建教合作模式，培育了非常多產學能量兼具的博士人才。

這件事讓我見識到，猶太人的精明來自於他們生存的智慧：如果能讓四個人有好處，不會只讓三個人得利。在他們的民族性裡，以小搏大、創造互利多贏的智慧，真的很棒。

善用社區資源，利己利人創造多贏

在美國生活那幾年，我也充分體會到他們閒適有序的生活。牧師、醫師、藥師及牙醫師，是典型的社區行業：牧師作為精神的引領者，醫師、藥師及牙醫師則是將科技落實人本生活的科技人才。以藥師來說，根據《美國衛生系統藥師協會期刊》（*American Journal of Health-System*

Pharmacy）及美國藥師協會的報導，美國CNN新聞網、《今日美國》（*USA Today*）、以及蓋洛普等媒體以誠信與道德為指標，針對二十幾種行業進行調查，藥師連續十年是民眾票選最具有親和力的行業，民眾對藥師的信任度甚至凌駕於牧師、醫師、教授之上，薪資甚至高於大學教授。

這樣的社會形態，譜出具有歸屬感且內聚力強的優質生活，就是十六世紀法國智者蒙田所說的：「普通的、符合人性的、模範的生活。」他們之所以能形成這樣的文化，是傳承西方人文主義中經典教育崇尚的倫理與人本價值。

我是家庭主婦，也是職業婦女。回台之後沒有三頭六臂，怎麼過日子？我想到猶太人一加一大於二的互利多贏智慧，也想到西方社會的社區價值，開始運用智慧就地取材，從社區擷取資源。從此7-11成為我家廚房，藥局是我家醫藥箱，洗衣店是我家陽臺，超商蔬果送到家，街坊小吃店老闆幫我收信、還替我家盯小偷、兼小孩放學的愛心站。我住三十坪的公寓，卻享受三百坪的大家庭生活，斗室阿Q以小搏大，利己利人創造多贏的居家哲學，充滿人文意涵，還真不錯。

善用既有社區資源，串起我的樂活生活，也讓我想到日本趨勢專家大前研一在《一個人的經濟》裡描寫二十一世紀的社會風貌及三股趨勢：高齡化、少子化、網路化，正默默結合成「一個人的經濟」，未來不管年輕人、中年熟齡、或退休的銀髮族，都得開始適應一個人的生活潮流，而這三股趨勢湊在一起，加速也加深了「宅經濟」的發展。如今，社區超商從生食到熟食，從家庭包到個人包，從實體交易到物聯宅配，從實體產業到服務業，讓現代人不需出門，在住家方圓一百公尺內就可搞定日常生活所需。

我驀然驚覺，原來自己早已擁有生活智慧，早已享受簡單、優質、標準的社區生活幾十年了！

SARS帶來的啟示——社區價值不可漠視

二〇〇三年，兩岸三地飽受SARS風暴威脅，在這場史無前例的防疫大作戰的過程中，政府長期漠視社區生活的代價，在此一覽無疑。政府再三呼籲民眾沒事不要去醫院，以增加感染的可能性，但罹患慢性病的親友臨時在住家附近找不到健保藥局，或社區健保藥局沒有慣用的藥物，仍不得不到大醫院拿藥，簡直是拿性命開玩笑。

SARS最大的「毒性」，或許未必是病毒本身，而是它所帶來的恐慌。記得那時某位防疫官員的父親罹患癌症，本來應該要到醫院複診，卻因SARS不敢上醫院，拖了好幾個月才敢踏進醫院，沒想到檢查時發現癌細胞已經擴散開，來不及了。這種因恐慌而造成的傷害，實在難以估計。

SARS就像個照妖鏡，照出制度的缺失與政策的錯亂，照出台灣沉痾已久的醫療問題，照出醫療體系失衡引起的社會問題，包括普遍缺少就地取材的生活智慧，迷信「大就是好」，什麼事都無限上綱，小病跑大醫院，追求國家級的服務。醫療專業人員也普遍追求大醫院作為執業場域，捨棄小眾醫療，漠視社區價值。

這樣的醫療生態，與理想的健康照護體系相距甚遠。眼見問題懸而未決，我忍不住撰文指出：

> 引起SARS的病毒在自然界占有一席之地，我們不必也不能期待牠會從地球上消失。我們心裡要有數，抗煞這件事我們不會全贏，但是也不能全輸。如果衛生習慣改善了，SARS只來一次，我們算是小輸；如果沒有心理重建，人民仍然活在恐煞之

中，我們還是輸了；如果因為抗煞成功沾沾自喜，沒有從浩劫中長出智慧，醫療生態回復舊觀，我們肯定會大輸。

美國最暢銷的一系列書叫做《如何與疾病共存》，這種「該來的就要面對」的生活態度值得學習。往後的日子裡我們也要學習與疫情共存。我認為這不需要大學問，致勝之道也不取決於抗煞多努力，而是取決於我們有沒有改變生活習性。如果SARS啟動國人內省，建立新的生活秩序來壓縮病毒生存的空間，那我們算是小贏；如果新的生活秩序被深化，喚醒國人的醫療人文觀，那我們就是大贏。[1]

1 〈社區價值——防疫的後勤思考〉王惠珀、林淑梅、陳瓊雪、洪永泰著，收錄於蔡甫昌、江宜樺主編，《疾病與社會》，pp197-205，2012。

SARS引起的社會恐慌，促成台大社會科學院與醫學院舉辦，台大史上第一次跨領域研討會「後煞時代風險治理與社會重建」，因為這個危機突顯的不只是醫療議題，而是社會秩序與風險的議題！我以SARS作為引子，在研討會上提出〈社區價值——防疫的後勤思考〉，探討台灣潛藏的醫療問題及用藥危機，並提出生物戰需有戰略思維，健保如何讓台灣調整結構，活化社區做防疫的後勤整備，落實公共衛生。

但距今十多年過去了，衛生署長遞換了八位，各政黨不是以抗SARS成功沾沾自喜，就是求神問卜心存僥倖，期待新興的敵人（H1N1，伊波拉等病毒）是個軟腳蝦，不要帶來威脅。我們完全看不到政府從抗SARS經驗瞭解到醫療體系集中的風險是什麼，也看不到政府在面對生物戰的戰略及戰術上，有什麼及早分散風險的準備及作為。

長照及轉診可有明天？

許多年過去了，賣場式醫療依舊嘲諷著台灣人一點都不高尚的生命，但我們仍看不到政府有聞聲救苦的打算或作為。如果經濟學大師克魯曼看到集中醫師／病人、集中處方／藥師、集中人流／風險的現象，不知還會不會說台灣的醫療制度是世界上最好的制度？

如前所述，眾多原廠藥商的祖國——美國，在一九八四年制定「學名藥法」，其立法旨意是「盡早讓人民有便宜的藥可用」，因健康保險給付之故，醫師都開學名藥。二〇〇五年，我國制定「學名藥法」的立法旨意與美國並無二致，怎麼到了二〇一七年，國家立法保護原廠藥商，延緩學名藥上市？[2]

如今，長照及轉診對社區醫療照護的需求日漸殷切，政府一面推長照，一面立法通過藥品專利連結阻擋學名藥上市。此舉只會讓學名藥失去市場競爭力，讓基層持續缺藥，轉診及長照也不會有明天。左手砍右手的施政沒有視野，格局拙劣到令人嘆息！

藥品係知識經濟產品。知識看不見，而看不見的風險最危險，於是落實人本照護成為臨床藥學的ABC。臨床藥學提倡醫療照護小眾化（patient care rather than pharmaceutical care），分散服務才能預防及分散風險，只有做到對人的照護，藥師才是名符其實的藥師。然而，台灣卻在走著畢業搶到醫院當藥劑師的老路。

然而，只談產品安全（pharmacovigilance）已經過時。從產品安全轉型到風險預防的用藥環境建構（Pharmacovigilance Planning/Risk minimization Planning, PVP/RMP），從本世紀開始已是美國、歐盟及日本主導的國際藥政法規協和組織（ICH）引領的新思維，落實PVP/RMP的指引也陸續出爐，成為國際趨勢。

一個人的老後樂活，醫療照護的 7-11 在哪裡？

台灣是個標準的宅經濟社會。君不見物聯網搭配民生必需品的供應，促成宅經濟蓬勃發展的速度，遠遠超過許多先進國家，超商與人民共生共存已然成形，堪稱是宅經濟的優良範本。然而反觀我們的醫療政策，卻反其道而行，發展 Costco 式的集合式醫療，視社區醫療照護產業於不顧，因之衍生出不少問題。

2 (1)〈台灣通過藥品專利連結立法〉，https://topics.amcham.com.tw/2018/02/，Taiwan Business TOPICS，2018/02/08。
(2)〈立院過了藥事法專利連結制度 本土製藥卻哀鴻遍野〉，https://udn.com/news/story/7240/2902912，聯合新聞網，2017/12/29。

國人喜歡看病，把去醫院當逛街是眾所周知的事實。我們的平均就診率是十五點二次／人年，遠高於OECD國家（五點九次／人年），而且數字還在逐年攀升；加上一般人迷信「大就是好」，小病不去診所，寧可跑到大醫院就診，健保政策又以保護醫院利益為要，要是半夜或週末病了，社區經常找不到醫生，還是得到大醫院掛急診。

何以發展至此？原因就在我第六章提到的健保制度。我們的健保設計，造成以藥養醫，門診成為醫院主業，讓人流（病人、執業者）、物流、資訊流集中。健保讓基層醫療萎縮，脣齒相依的社區照護亦跟著消失，而老人的無奈、親人的負擔，衍生的家庭及社會問題也正逐一浮現。

每個人都會老，都會生病，面對無力創造就近照護醫療環境的政府，親情將為每位為人子女者帶來不可承受之重。將心比心，思考如何準備當個聰明病人或老人，經營自我照護的環境，是逐漸從壯年步入老年的我們這一代人必須努力的課題。

一個人的生活需求是什麼？醫療照護的7-11在哪裡？台灣人何時會有智慧就地取材，追求在地價值的健康照護？何時為自己經營小眾醫療照護圈，為自己建立起西方社會那種互相依存的、符合人性的、優質的社區生活？

醫療體系不患寡而患不均

我們有的醫藥不分業、以藥養醫、血汗醫護等沉疴，日本都有。日本在產品經濟轉型成知識經濟的風險預防的趨勢下，一九八八年開始落實「學名藥法」及藥師合理調劑量，成功促成處方釋出分散服務分散風險，完成醫藥分業，以每千人一點三五位，成為OECD最優藥事服務的國家。

我國健保亂象浮現，血汗醫護形成醫病關係對立緊繃。這與不完善的健保制度導向集中式醫療產業的畸型發展有關。以藥事服務為例，台灣每千人有零點六位藥師，如果不計四五%非健保特約藥局的話，每千人只有零點三三位藥師提供藥事服務。而基層因沒有處方籤流入，社區藥局改賣清潔保養商品，缺藥問題嚴重。醫院醫護血汗以及基層藥師空轉，已是醫療體系的沉疴，爾來長照需求極殷卻缺少長照能量，基層藥師藥局極想介入，卻插不上手，乃眾所周知的事。

另一方面，以藥養醫是讓醫療體系極大化的誘因，集中服務，集中風險。藥商因社區藥局接不到處方，無市場價值，無利潤而無意在社區鋪貨，以至於基層缺藥缺了幾十年。這些現象不是單純的醫藥產業或藥事服務的問題，是高齡社會面對慢性病患長期照護的結構性問題，它潛藏著的是人民每天面對的家庭負擔及社會問題。高齡社會病人的藥品取得及藥事服務取得有障礙，落後國家的表徵將會逐漸浮現。

台灣以7-11聞名於世，然而高齡社會需求最殷的用藥的7-11商業模式（business model）卻付之闕如。醫療的集中化，讓藥師插不了手服務病人，造成病人、藥師雙輸，則令我們專業人士極度扼腕。

慢性照護落後日、韓一大截

既然以藥養醫是醫療集中化、醫療體系極大化的誘因，唯有改變健保藥品給付的遊戲規則，方能導引醫療結構改變，從極大化到小眾化，從集中服務到社區照護，從集中風險到分散風險，從醫療的產業化經濟（massive service）轉型到人本的病人照護。

既然以藥養醫是誘因，筆者認為健保有兩項藥品給付的遊戲規則，可以改變病人的就醫行為以及醫師的執業行為，而人民望梅止渴將樂見的是醫療結構的小眾化、人性化，也就是透過健保落實「學名藥法」、制定藥師每日合理調劑量，藉由買方市場的自由競爭，終結高利潤且不透明的集中市場經濟，才能消彌人民藥品取得障礙，振興基層藥事服務能量，分散服務分散風險，達到分級轉診。

二〇一七年，《刺胳針》以「全球疾病負荷率」（GBD）為依據，公布各國健康保健品質指標評比結果，台灣排名第四十五名，遠遠落後於日本（十一名）、新加坡（二十一名）和南韓（二十三名），台灣急性醫療照顧效果頗佳，對慢性病的照顧則極為不足。[3]當中的問題就來自重量不重質、對病人不夠友善的醫療體系——因為民眾大病小病都往大醫院跑，走得動的，搭捷運、公車、客運、計程車，自行就醫。客運不跑了，看病就成問題。走不動的，以犧牲兒女就業上班為代價，換取長途奔波追求名醫，製造多少的家庭問題，就不得而知了。這樣的賣場式醫療好像諷刺劇，天天上演，嘲諷著台灣人一點都不高尚的生命。

邁入高齡社會，小眾醫療環境準備好了嗎？

台灣業已邁入高齡社會，有愈來愈多銀髮族與病共存，卻沒有人就近照顧，造成許多家庭困境，也將是未來極大隱憂。我常想，若每個社區都有足夠的小眾醫療環境，保障老人家的健康，讓子女沒有後顧之憂，絕對是共創雙贏的明智之舉。

健康照護，尤其用藥是每天的事，這個行業的在地性、可近性、日常性、以及應付突發狀況的專業性等特色，是走入民間以知識判斷服務病人的行業。台灣有九千二百八十七家診所及七千二百一十五家藥局，可以說有村里長的地方就有超商，也就有做健康照護判斷性服務，如果充分動員

---

3 https://ibmi.taiwan-healthcare.org/news_detail.php?REFDOCTYPID=0o4dd9ctwhtyumw0&REFDOCID=0oqdm0zeg31710ka。

社區藥局的資源，就能有更多藥師秉持著以人為本的理念在社區扎根，成為社區的好鄰居，提供及時用藥資訊，讓社區藥局積極參與公共政策、落實公共衛生，發揮遠勝於村里長的專業功能。只可惜這樣的建議，沒有官員聽得進去。

日本、韓國從健保改革著手，建構了分散服務、分散風險的醫療環境，評比排名扶搖直上，不是沒有原因的。然而，我國位居高位的菁英不瞭解科技在人文層面的意涵，制定的健保遊戲規則讓人民以最辛苦的方式，到幾十公里外人群雜處的大醫院，追求國家級的醫療品質。小老百姓要的，只是普通的、簡單的、符合人性的、標準的生活，政府為什麼不給我？

第九章 專業不投降

專業能不能投降？這個問題一直困擾著我。尤其投入這個行業將近四十年，最大的感慨就是台灣四處充滿了政治語言，蓋過專業。

或許，我就從「偽專業」當道這個現象談起吧！

從藥的產出端來說，新藥開發的成功率只有萬分之一，失敗是常態，沒通過「品質、安全、療效」的洗練之前，都不是新藥。不是行家，不知道成為新藥要通過什麼洗練，就敲鑼打鼓在投資市場行銷，我們姑且稱之為「報派新藥」。

從藥的消費端來說，推銷中藥、健康食品的非藥師，或自認養生專家的消費者，說起藥品頭頭是道，「偽專業」不懂得讀身體，哪知道藥在體內翻雲覆雨的後果？

在藥品的生命週期裡，開發者也好，投資者也好，使用者也好，公權力也好，如果不知道「用藥沒有含糊地帶」，就是「偽專業」。而目前台灣的現狀就是「偽專業」當道。

報派新藥的迷思

以曾經沸沸揚揚的基亞及浩鼎新藥開發案來說，它影響的是千億以上的投資，造成社會動盪，事情不可謂不小，當然，這又是「報派新藥」惹的禍。

我曾在第四章提到，尚在研發中的東西，在先進國家叫做「新物質」，沒人敢稱它是「藥」。奇怪的是，台灣不論是學界、產業界、或投資界，却「藥」來「藥」去亂叫一通，成了「報派新藥」，有如鼓吹股民賭博，實在缺德。說得更白一點，「報派新藥」只是研發中的新物質，還不是「藥」，也不可以稱為「藥」，也不必然會成為「新藥」。若是瞭解這點，股民就不會有飆股衝動，也就不會有社會動盪了。

我用灰姑娘的故事，來比喻新物質開發成新藥的歷程。

灰姑娘不是公主，需有四個情境，過關斬將才會變公主：一、仙女棒；二、神仙老虎狗抬轎；三、午夜前送進宮；四、王子欽點。

「新物質」變成「新藥」，也是灰姑娘變公主的情境。開發中的新物質是灰姑娘，仙女棒是藥物化學設計，仙女棒一揮，劑型設計讓老虎狗（君臣佐使）變身馬車隊，透過設計過程中的優化策略及操作，將灰姑娘送進宮，這是我們念藥的人的本事。至於會不會變公主，欽點的是上帝。

上帝造人的學問可大了。新物質想變成英雄，要到體內才見真章。新物質送到體內，通過吸收、分布、代謝、排泄的試煉，過關斬將才有機會變公主，至於成功率只有萬分之一。所以我這個念藥的人，不會把開發中的「新物質」稱之為「新藥」。

問題是台灣生技製藥者只看到藥效，就喊得震天價響，以為它想當然爾會成為「新藥」，還在臨床試驗洗練的「試驗中新藥」就登上媒體，成為「報派新藥」。不充分的資訊，造成不友善的投資環境，讓投資人誤以為會達陣成為「新藥」，投資判斷的失準率特別高，其實是預料中事。

一直以來，朋友常問我能不能投資生醫製藥，我的標準答案都是「哪個人不會用到藥？製藥不會沒有市場，因製藥是國安層級的國防工業。投資有工廠有產品的藥廠，可以穩穩賺點小錢；不要投資報派新藥，因為報派新藥不是藥。」所以這幾年生技界颳起耗損幾百億的超級颶風，朋友都沒被掃到。

檯面上的菁英名嘴該謙卑的時候不謙卑，我們就要學會用冷靜的頭腦活出自己，不跟風，不人云亦云，不要被名嘴害了。

Ph.D. 重新體會生命科學的人文意涵

前幾年，世界朱子學會前會長，我的學長朱茂男先生認同我在推廣人本藥學上的努力，邀我走一趟「朱子之路」，參加二〇一一年在武夷山舉辦的「朱子理學研討會」。

「不到武夷不算朝聖。」他說。

在鵝湖書院聽著故事，才知道原來理學宗師朱熹入世得很，並非不食人間煙火的學者。十二世紀的朱熹是南宋人，當時朝野頹廢，政客當道，很像二十一世紀的台灣。他與我們國文課習知的詩人墨客陸游、辛棄疾等惺惺相惜，有膽有識異地串聯，玩著向朝廷嗆聲的政治把戲。我彷彿看到他們惹惱權貴而丟官，遁身江湖寄情詩書，最後朱熹著書立說，成為後世理學大師的場景，想來真有意思。

朱熹一生發揚「格物致知」的思想，為後世所宗，也是科學家喜於章顯科技的標竿。然而科技不必然是科技百分百，朱子講堂牌坊上的「窮理居敬」四個大字更激盪起我的反思，讓我對我的本行「人吃東西」的藥食科學，有了更深一層的體會。教育使然。年輕時我只相信科技百分百。跟大多數的同儕一樣，窮理生命科學，總說自己的「東西」最好，對人類貢獻最大。

然而，科學無限上綱，在台灣搞出好幾套生命及醫學的管理制度（西藥、中藥、食品各吹各的調），然後用別人的身體拚藥食品的經濟。這哪是窮理居敬啊？頂著Ph.D.頭銜，生命科學家如果心無謙卑，思維違背藥食同源哲理，怎稱得上是哲學博士啊（Ph.D., Dr. of Philosophy）？

沒想到一趟「朱子之路」下來，讓我對我的人本藥學之路更加篤定了。

專業不投降的社會實踐

以我的醫藥背景與科學訓練，如果我願意「不食人間煙火」，乖乖躲在學術界做研究，拚科學引文索引（Science Citation Index, SCI），日子應該會很好過。然而身為知識份子，我不斷反問自己：藥師在這個社會上必須扮演什麼角色，才能得到專業該有的尊嚴？

因此在二〇〇二年，衛生署長李明亮邀我擔任藥政處長時，我認為是個發揮專業魅力的舞台，沒考慮太久就答應了。關心我的親朋好友紛紛勸阻我，說藥政這一塊牽涉的利益太大，惹一身腥，划不來，要我何必放著好好的教書工作不做，跑去淌這吃力不討好的政治渾水。

藥品市場每年一千六百億的健保大餅，中、西藥分治產生的利益衝突，以及潛藏的市場風暴，因菁英思維的偏差造成改革的阻力；加上民智未開使得真相無法撥雲見日，讓我很想把自己在先進國家習得的知識及公民意識帶入公領域，於是決定走出白色巨塔，接受挑戰。

剛到衛生署時，我在主管會報上以「身體不會左邊管中藥，右邊管西藥」一鳴驚人，也是長官的同儕說我是「俠女」，讓我愈講愈有勁。一個月後我就知道，他說我「俠女」的意思是「你會死得很快」。

很多人問我，「寧鳴而死不默而生」，你在堅持什麼？我想，我堅持的是專業不投降。這在政治領導專業的台灣，還真是不太識相。

「全民用藥教育」計畫教育銀髮族

我一直認為藥師要貼近病人，才叫做臨床藥學；讓病人貼近藥師，用藥才有風險管理。我也相信，藥師是入世、走入人群的行業，總不能教學生只服務藥品，而把服務消費者的事讓給不會讀身體的推銷員吧！於是我開啟「全民用藥教育」計畫，由五百位藥師到六十所社區大學開授銀髮族正確用藥態度的教育。

沒想到，這個計畫卻觸犯了醫界大忌，代表全國二十五縣市的醫師公會理事長跑到衛生署，在署長面前給我「二十五娘教子」。熬過那三個多小時的公審，我想，既然已經被歸為「壞孩子」，何不乾脆多做一百次壞事？從此我開始論述藥食與醫療環境的沉痾、施政的弱智，作為教育工作者，我想我已盡到「傳道」的天職了。

不過真正逼我離開的導火線，是因為我未積極配合「臨床試驗產業」的政策。

這事得從二〇〇四年說起。那時行政院產業科技策略會議，通過「臨床試驗產業」為國家重點發展方向，衛生署要配合發展生物科技產業，將台灣發展為「亞太臨床試驗中心」。

我得到這個指令，有種被打了一巴掌的感覺。

臨床試驗是藥物開發最關鍵的階段，然而臨床試驗不可迴避的是可能的風險，這種風險是「試驗中新藥」使用於人體之前無法預測的。把攸關人權與人命的臨床試驗當成「產業」推動，向國際招商，是在拿人民的身體拚經濟。

拒絕用人民的身體拚經濟

產品是產業的事，風險可是全民的事。經濟部拚經濟，天經地義，怎麼衛生署也玩起用人民身體拚經濟的把戲？衛生署與經濟部的角色分際，怎麼會模糊到這種地步？我擔心這樣發展下去，會變成人體試驗的濫觴，所以沒有積極配合，卻被長官訓斥是「臨床試驗產業發展的Inhibitor（抑制劑）」。我很不服氣告訴長官：「你可以罵我是『擋路的石頭』，但千萬不要叫我不要當那顆石頭！」

那時和信治癌中心醫院院長黃達夫與副院長謝炎堯都很認同我的看法，謝副院長撰文指出：

執行優良的臨床試驗，發表在高水準的醫學雜誌，可讓藥品或醫療器械被核准上市銷售，對資助研究的研發廠商，可能帶來巨大的商業利益，所以臨床試驗必須小心規劃、執行，和利用。

就倫理道德而言，自願參加臨床試驗的病人，是抱持利他的公德心，獻身於提升治療水準的研究，所以如果臨床試驗只是為讓某種藥品上市牟利而執行，是對臨床研究的愚弄和濫用。替廠商執行臨床試驗，僅是為獲得藥政管理當局的核准上市，而非為發掘科學新知而研究。資助研究的研發廠商，常強勢介入臨床試驗各階段的運作，只發表有利的結果，隱藏不利的數據。

……王惠珀處長在回國服務之前，曾在美國知名大藥廠參與許多臨床試驗和管理業務，所以對臨床試驗的內容、運作、偏差和弊端，擁有第一手的資訊和經驗，請政府重視王惠珀處長的建言，以免貽笑國際。[1]

固然有醫界力挺，但我人微言輕，終究不敵政府政策與政治壓力。在一個腸病毒疫苗試驗造成一個兩個月大嬰兒過世的事件中，我因堅持調查臨床試驗出事的環節，觸犯上意，無法接受屈辱（要我離開藥政處長的職位，改派到馬拉威醫療團），而於二〇〇五年六月下台一鞠躬，告別三年官場生涯。雖說心裡有些悲哀，但基於道德良心與專業價值觀，我相信離開代表的是「專業不投降」，把《工商時報》頭版「阻礙臨床試驗發展游揆震怒」的新聞裱起來貼在牆上，作為曾經努力在臨床試驗中捍衛人權的見證。

果然，在我辭職三個月之後，衛生署放寬執行藥品臨床試驗的醫院層

1 見〈拿臨床試驗當產業，是國家恥辱〉，謝炎堯，《自由時報》，2004/05/26。

級，從原本十七家符合標準門檻的醫學中心，遽增到一百三十七家區域或地區醫院都可以執行臨床試驗。衛生署的說法是：「發展臨床實驗產業，是讓民眾可以早一點用到新藥，也是為將來的生技產業鋪路，讓我國臨床試驗產業規模能在亞洲占有一席之地。」

按照政府的規劃，臨床試驗計畫的審查，委由財團法人醫藥品查驗中心（CDE）執行，CDE的審查結果不需經由公權力的藥物審議委員會審議，如球員兼裁判的規劃至為荒謬。至於「發展臨床試驗產業，民眾可早點用到新藥」的說法，更擺明了是在向產業傾斜。這點從國內醫界及藥審會醫藥專家極力反對，產業界、生技研發專家及推動產業政策的經濟部卻大力背書，便可見一斑。

臨床試驗要求的是「質」，而不是「量」。我不反對臨床試驗，我反對的是讓民眾在不合程序正義、沒有監督機制的審查制度下，成為臨床試驗的白老鼠。政府官員敲鑼打鼓叫大家來台灣做臨床試驗，若一堆廉價的試驗引爆「臨床試驗土石流」，出了人命，誰來負責？

眼見政府「臨床試驗產業化」成為國家政策，讓受試者變成臨床試驗濫殤的祭旗，我不得不撰文〈到底要改革什麼？〉，批評政府罔顧人權，讓國人淪為白老鼠，並指出：「政府黔驢技窮了，連兩個月的孩子都急著投入生產線，且因此喪命。這樣的施政，置消費者保護於何地？」

除此之外，我亦對官僚體制傷害國人身體而感到憂心：

> 國本是文官體系該有的專業性、專業所累積的施政能量、核心價值所維繫的施政穩定性，以及維護施政品質的經驗傳承。
>
> 政府其他部門是怎麼運作的，我不清楚，不便置喙。以我在衛生署三年的觀察，動搖的國本包括：一、事務官換位子有如走

馬燈；二、事務官最好是用手不用腦；三、政治正確就是正確；四、文官體系的法理正當性正在被財團法人或行政法人所侵蝕。……幾年下來，公務人員轉型成功，政令由上而下，口徑一致，新政府改革成功，新的行政倫理以及政治文化也悄然成型。這種文化簡單明瞭，竅門就是專業擺一邊，政治放中間，政治正確就一切正確。而我認為政府不注重專業，不一定會垮，但是一定會爛，因此在專業領域，一直扮演當局討厭的烏鴉。我這個不識相的事務官政治不正確，一味阻擋，只有下台一鞠躬。……經過幾年的改造及洗牌，像我一樣政治無法正確的大多數公職人員，已經不知道這個政府的核心價值是什麼了。[2]

沒想到這篇小文得到政論家南方朔的呼應，頗為欣慰：

面對台灣政治的日益不堪，對是非公義還有最後懸念，也還有恪極良知的知識份子，以及專業階層，在心以為危的急迫感推促下，已試圖有所作為。……知識份子只要有決心抗拒權力的誘惑，知道人間還是有可為與不可為的界線，知識份子要重建出一個『批判社群』，其實一點也不難。而更讓人感動的，則是看到了前衛生署藥政處長王惠珀由於不甘為政治正確服務，因而下台，也在最近發出專業文官階級的不滿之聲。這些知識份子與專業階層人士雖然只是少數，但由整個社會的脈動，我們已可看出，他們其實已是台灣知識份子與專業階層大覺醒的先聲！

任何社會都必須有龐大的「批判社群」，這個社會才可免於

2見〈到底要改革什麼？〉，王惠珀，《中國時報》，2006/10/20。

在政治中沉淪。由最近台灣政治的不堪聞問和愈來愈無法無天，知識份子和專業階層又怎能不奮袂而起呢？[3]

寧鳴而死，不默而生

二〇一四年，馬前總統肯定我的專業表現，提名我擔任監察委員。我以范仲淹《靈烏賦》「憂於未形，恐於未熾」[4]為題，提出十八篇個人著作當作說帖，闡述生命科學的核心價值，以及建構分散風險、預防風險的小眾照護環境的必要性及做法，在只問顏色、不問是非的國會中被刷下來，也被媒體冠上「史上最爛的監察委員被提名人」。

以前毛澤東在黨內開會時說：「有異議的請站起來。」然後他看著站起來的矮子鄧小平說：「沒有異議，通過！」看著你，羞辱你，這是勇者（或狠者、敢者）為王的典範。

台灣對藥學專業及弱勢蒼生就是這樣：看著妳，羞辱妳。但這樣勇者的主流，實在不是我的典範。

年輕時讀史，讀到周恩來對赫魯雪夫說「我們都背叛了自己的階級」，讓我非常感動，而這個感動啟發了我成為願意自省，膽敢背叛自己階級的仁者。在台灣看盡弱肉（蒼生小民）強食（菁英民粹），看盡紅塵哀怨，我無法當個偽善的仁者，假裝什麼事都沒發生，或是與同儕以心靈雞湯互相取暖。我真的做不到。

3見〈等待知識份子和專業階層大覺醒〉，南方朔，《中國時報》，2005/10/24。

4〈北宋明臣范仲淹個性耿直，看到朝政過失總是直言不諱批評到底，被貶為饒州知州，幾乎命斷嶺南。後來他的妻子病死於饒州，范亦得了重病，饒州附近的縣令梅堯臣十分不忍，便寫了一首《靈烏賦》給他，要他閉上自己的烏鴉嘴，保證平安無事，封妻蔭子。范仲淹立刻也以《靈烏賦》為題撰文給梅堯臣，斬釘截鐵的表示：「憂於未形，恐於未熾」、「寧鳴而死不默而生」。

世界在進步，台灣政客卻各懷鬼胎，玩法弄法。菁英趨炎附勢，關起腦門、矇著眼睛制定政策，毫無章法，只好吹哨子壯膽，呼籲大家不要嫌台灣，我一點都開心不起來。

背叛自己的階級，說著專業不投降的良心話，惹人討厭是可以預期的事。只是我從遙遠的地方（美國）回來，看着我信仰及努力的專業被糟蹋成這樣，真有種回到自己再也不認識的家鄉的惆悵。

智者相信做研究（research）是進步的引擎，任何事情以做研究的態度去處理，才會有深度，做研究這個字包含四部曲：發現問題、提出構想並設計解決方案、落實構想、驗證問題是否解決。我在乎我的國家以及命運共同體的命運，一直以做研究的態度在思考我們所處環境的議題。作為知識份子，台灣的藥食文化長成這樣，總是要坦白交待。我也相信社會問題需要被揭露，病灶需要被面對，才有方向及方案解決問題。潘朵拉的盒子不打開，遲早會全民全輸。我想做個智者，為菁英創造的醫療怪獸及糟糕的環境品質留下一點紀錄，以為後世之師。

本書匯整了我多年來對國內醫療及藥政體系的看法，或許很難為主流民意所接受，但這讓我想到電影《阿瑪迪斯》（*Amadeus*）傳達的訊息：莫札特在奧匈帝國時代貴為神童，卻從來不是主流，然而兩百五十年後的今天，事實證明了非主流的莫札特，才是音樂的永續經營者。我以此作為圭臬，勉勵自己做個真正的知識份子。

丹．布朗在《地獄》一書中開宗明義說：「地獄最黑暗的地方，保留給那些在道德存亡之際袖手旁觀的人。」寫過這麼多文章，講過這麼多不中聽的話，我想，我應該不會下地獄了。

讓「藥師智慧媽咪」守護大家的 KISS 照護圈

大家知道有一首《藥師之歌》嗎？它是這樣唱的：

《藥師之歌》

詞：連瑞猛　曲：郭孟雍

有一種愛　懂得付出
有一份情　懂得關懷
有一群人　讓健康成為生活的態度
一同走過　感動的年代
有一種愛　無怨無悔

有一份情　永遠常在
有一群人　讓生活更有依靠
心手相連　共創未來

良藥濟世　仁心濟世　我們是社區的保母
良藥濟世　仁心濟世　我們是快樂的藥師

如前面所提過的，十六世紀法國哲人蒙田說過：「最好的生活就是普通的、符合人性的、模範的生活。」我姑且用KISS（Keep It Smart and Sweet）來說它。

KISS是什麼？KISS是浪漫且優質的生活。大前研一的書《一個人的經濟》生動地描述了當代從超商民生必需品到實體宅配，再到物聯網所譜出的宅經濟發展趨勢，指的是7-11式「就地取材」的KISS。台灣人早就有就地取材的智慧（全家就是我家），超商與人民共生共存共同譜出社區價值，所造就的超商神話讓全世界稱羨。

一個人的生活需求又是什麼？每個人都會老，都會生病。面對無力創造就近照護醫療環境的政府，老人獨居的孤寂，以及親情給為人子女者帶來不可承受之重，是隱身社會的家庭問題。思考如何經營一個人的生活，建立自己的KISS醫療照護圈，為自己打造與社區相互依存的、普通的、符合人性的生活，是從壯年步入老年的我們必須努力去經營的課題。

十五年前我在衛生署擔任藥政處長，就給我們的專業定位叫做「藥師智慧媽咪」，還請了白冰冰做醫藥分業文宣。當時的署長聽不懂，說那男藥師呢？

菁英聽不懂，我來說給大家聽。只有六個字，其意義可大了：「藥師」代表專業；「智慧」代表提供照護知識；「媽咪」代表在身邊。厝邊藥師替你做風險把關，當你涉險時，媽咪會像公雞一樣跟你拚了，醫藥分業的精神在此。大家可以做延伸思考，菁英治國（政策用人民身體拚經濟）與媽咪治國（風險把關）是兩種全然不同的思想境界。

究竟，我們的藥師智慧媽咪在哪裡？未來醫療照護的KISS在哪裡？又該如何經營？相信有智慧的你，已經知道該如何善用周遭社區裡的藥師媽咪，來營造未來的優質生活了。

致謝

筆者是幸運的，跟上七〇年代性別平權、教育平權的潮流，先在台大受過頂尖科學訓練，再到美國密西根大學接受全人教育思想解放的洗禮，真正體會到「格物致知」之外，「窮理居敬」才是生命科學的真諦，往後四十年的職涯歲月裡，自許要做個用女人心珍視蒼生，以博士名器（Dr. of Philosophy）思考生命科學的知識份子。

筆者長期觀察台灣的藥食文化，憂心滿懷，又不願意草成速寫文章，流於謾罵無濟於事。終於在退休之後，擺脫令人啼笑皆非的學術氛圍，專心為文，以說故事方式，集結在美國藥廠、台灣公私立大學以及衛生署工作累積的多面向經驗，試圖點出教育及公共政策對藥食文化造成的影響。

我很感謝家兄王庭植先生幾年來將筆者文稿一一研讀，以普通讀者的角度一一提出消費者觀點。兄長雖自稱是剩餘價值，卻讓本書不忘勾勒高齡社會所需要的友善醫療環境訴求。此外，筆者研發團隊奠定的專業基礎（state of the art know-how），還有李珮端教授幾十年來在藥品、食品以及中、西藥的跨域研究對我的影響，讓我在本書的論述上得以理直氣壯。藥師公會長期以來一步一腳印，戮力於營造友善的藥事服務環境，卻大方包容我對醫藥分業極不滿意的批判，也在此致上敬意。本書的構想起於高希均教授的鼓勵：從藥食文化面解析台灣的民生大事，爾後承蒙陳昭如女士協助增修撰寫文稿，陳珮真女士潤飾，以及吳佩穎資深副總編輯、丁希如總監及賴仕豪編輯的全力支持才得以付梓，至為感謝！外子洪永泰教授四十年來的知性交流、相濡以沫，讓我習於從社會看專業而不是從專業看社會，精彩的台灣，精彩的個人生涯際遇，都呈現在本書的故事裡了。

社會人文 BGB459

吃藥前，你必須知道的事

看懂高消費低知識的台灣食藥文化與真相

國家圖書館出版品預行編目(CIP)資料

吃藥前，你必須知道的事：看懂高消費低知識的台灣食藥文化與真相 / 王惠珀著. -- 第一版. -- 臺北市：遠見天下文化, 2018.06
面； 公分. -- (社會人文；BGB459)
ISBN 978-986-479-485-0(平裝)

1.藥政管理

412.24　　107008994

作者 — 王惠珀
事業群發行人／CEO／總編輯 — 王力行
資深行政副總編輯 — 吳佩穎
文字整理 — 陳昭如
行政編輯 — 賴仕豪
封面設計 — 黃小君（特約）
封面圖片提供 — Shutterstock

出版者 — 遠見天下文化出版股份有限公司
創辦人 — 高希均、王力行
遠見・天下文化・事業群 董事長 — 高希均
事業群發行人／CEO — 王力行
天下文化社長／總經理 — 林天來
國際事務開發部兼版權中心總監 — 潘欣
法律顧問 — 理律法律事務所陳長文律師
著作權顧問 — 魏啟翔律師
地址 — 台北市 104 松江路 93 巷 1 號 2 樓
讀者服務專線 — 02-2662-0012 ｜ 傳真 — 02-2662-0007, 02-2662-0009
電子郵件信箱 — cwpc@cwgv.com.tw
直接郵撥帳號 — 1326703-6 號　遠見天下文化出版股份有限公司

電腦排版 — 極翔企業有限公司
製版廠 — 東豪印刷事業有限公司
印刷廠 — 祥峰印刷事業有限公司
裝訂廠 — 聿成裝訂股份有限公司
登記證 — 局版台業字第 2517 號
總經銷 — 大和書報圖書股份有限公司　電話／(02)8990-2588
出版日期 — 2018/06/28 第一版
　　　　　2018/09/26 第一版第 4 次印行

定價 — NT 330 元
ISBN — 978-986-479-485-0
書號 — BGB459
天下文化書坊 — bookzone.cwgv.com.tw

天下文化
BELIEVE IN READING